MÄNNERHAUT

NATURKOSMETIK
AUS DEM THERMOMIX®
FÜR DEN MANN

MÄNNERHAUT

ISBN-13: 978-1541095410

ISBN-10: 1541095413

ERKLÄRUNG:

Die in diesem Buch aufgeführten Rezepte, Vorschläge und Tipps sind nicht als Ersatz für eine medizinische Behandlung gedacht.

Jede Anwendung der aufgeführten Methoden in diesem Buch geschieht auf eigene Verantwortung des Lesers. Der Autor und alle mit diesem Buch in Zusammenhang stehenden Unternehmen und Personen, können weder Haftung noch Verantwortung für eventuelle Folgen übernehmen, die direkt oder indirekt aus in diesem Buch stehenden Informationen resultieren.

Dieses Buch steht in keinem Zusammenhang mit der Vorwerk Deutschland Stiftung & Co. KG Geschäftsbereich Thermomix ®. Es ist aus meiner langjährigen Erfahrung mit PALEO und der Begeisterung für den THERMOMIX ®entstanden.

Texte, Fotos und Rezepte: Gehlmann

Coverdesign: Visual addiction

INHALT

PALEO – KOSMETIK, KOSMETIK FÜR EINEN MANN?

Wie kommt man gerade als Mann auf die Idee selbst Kosmetik herzustellen?

Ganz einfach, als überzeugter Thermomix-Nutzer habe ich aus Neugier ein Peelingrezept probiert, das inspirierte mich, weitere Naturkosmetik-Rezepte für den Thermomix® zu entwickeln, die für Frauen, aber auch für Männer geeignet sind.

Paleo ist für mich keine Diät, sondern eine Lebenseinstellung in allen Bereichen meines Lebens. Mehr Informationen zu Paleo erhältst Du hier: http://www.paleomixx.de/was-ist-paleo/

Es geht zum einen darum, sich so natürlich und gesund wie möglich zu ernähren und zum anderen sich auch in anderen Lebensbereichen Gedanken zu machen, in wie weit man den Chemiekonsum, der ja auch durch die Anwendung von Kosmetik gefördert wird, einzuschränken oder sogar ganz zu reduzieren.

Das kann man, indem man kosmetische Produkte durch natürliche Alternativen ersetzt. Dass heißt nun aber nicht unbedingt die teure kosmetische Produktpalette als Alternative zu nutzen, nein, „Paleo-Kosmetikartikel" lassen sich sehr einfach und kostengünstig selber herstellen.

Nachteile und Vorteile der selbst gemachten Kosmetik

Der **einzige** Nachteil an der selbst gemachten Kosmetik ist, dass sie eben selbst gemacht werden muss. Dies ist ganz sicherlich zeitaufwändiger, als mal eben einen Tiegel im Geschäft einzupacken. Aber ist das wirklich ein Nachteil? Gerade durch die Zubereitung mit dem Thermomix sparst Du wertvolle Zeit.

Ist das selbst gemachte nicht viel wertvoller, als das gekaufte? Und der Zeitaufwand relativiert sich dann auch wieder, wenn man die Zeit mit einrechnet, die es braucht, um das Geschäft zu erreichen.

Du weißt, was drin ist

Wer seine Kosmetik selbst macht, weiß, was in ihr steckt. Du entscheidest Dich für jeden Rohstoff selbst. Du entscheidest über den Aufwand, den Du betreiben möchtest, um Deine Kosmetik selber zu machen.

Die nächsten Seiten zeigen, wie die Herstellung von natürlicher Kosmetik in Verbindung mit dem Thermomix, nicht nur einfach sondern auch schnell umsetzbar ist.

Wichtig: Bitte test die fertigen vorher Produkte auf einer kleinen Hautstelle, bevor Du mit dem Auftragen auf Gesicht oder Körper beginnst, da auch selbst gemachte Naturkosmetik Unverträglichkeiten auslösen kann.

Ein Hinweis noch: **Wende die Produkte bitte nicht bei offenen Hautstellen an.**

In diesem Sinne wünsche ich Dir viel Spaß beim Zubereiten und Ausprobieren der Rezepte!

Peter Gehlmann

HALTBARKEIT UND SAUBERKEIT

HALTBARKEIT

DIY Naturkosmetik sollte in Sachen Haltbarkeit wie ein Lebensmittel angesehen werden. Je frischer die verarbeiteten Zutaten, desto schneller sollte dieses Produkt verbraucht werden. Halte Dich bei der Frage nach der Haltbarkeit also am besten immer an die Zutat, die am schnellsten verdirbt.

Wenn Du also frische Lebensmittel für eine pflegende Maske verwendest, so kannst Du dies maximal eine Woche im Kühlschrank lagern. Bei Produkten, die nur aus Buttern und verschiedenen Pflanzenölen bestehen, sieht das schon wieder anders aus. Diese kannst Du bis zu einem Jahr aufbewahren.

Solltst Du jedoch merken, dass sich der Geruch oder die Konsistenz Deines Produktes ändert, dann entsorge dieses bitte!

SAUBERKEIT

Wasche Deine Hände gründlich bevor Du mit der Zubereitung Deiner Naturprodukte beginnst. Reinige den Thermomix und alle zusätzlichen Geräte, die Du verwenden möchtest gründlich.

Flaschen und Gläser, die Du verwenden möchtest, kannst Du im Vorfeld schon wie folgt reinigen und abkochen:

1. 500ml Wasser in den Mixtopf geben, Gareinsatz einhängen;

2. in den Gareinsatz gibst Du die Deckel und kleinere Utensilien

3. die Gläser und Flaschen werden einfach in den Varoma gelegt und …

4. für **15:00 Minuten/ Varoma / Stufe 1** gereinigt

Die Reinigung Deines Thermomixes NACH der Nutzung führst Du wie folgt durch:

1. 1 Liter Warmes Wasser in den Mixtopf geben und **30 Sekunden/ Stufe 6** spülen. Und mit einer geeigneten Spülbürste nacharbeiten.

Wenn Du mit Wachsen arbeitest, ist es notwendig den Mixtopf mit warmem Wasser zu reinigen. Gehe dafür wie folgt vor:

1. 2 Liter Wasser in den Mixtopf geben **10:00 Minuten/ 90°/ Stufe 2** erwärmen, bis sich alles gelöst hat und dann zügig ausspülen.
   Bei hartnäckiger Verschmutzung gib einfach noch 10g Baking Soda in den Mixtopf

INHALTSSTOFFE

Um Naturkosmetik mit dem Thermomix herstellen zu können, benötigst Du keinen Apothekerschrank voll Zutaten, für den Anfang reichen hier Kokosöl, Olivenöl, Meersalz, ein ätherisches Öl (Duft Deiner Wahl), Bienenwachs und Kakaobutter. Mit der Zeit und wachsender Begeisterung werden die Zutaten sicher etwas mehr werden…

Ich möchte Dir einige Rohstoffe und deren Eigenschaften auflisten und kurz vorstellen:

Bei der Zubereitung der Rezepte achte ich stets darauf, dass diese auch paleo- konform sind. Ich verwende also keinen Alkohol oder Emulgatoren.

ÄTHERISCHE ÖLE

… werden aus Blüten, Blättern, Harzen, Wurzeln oder Früchten gewonnen. Diese duftenden pflanzlichen Wirkstoffe sind hoch konzentriert und haben eine beträchtliche Wirkung auf Körper und Geist. Setze diese Öle daher mit Vorsicht ein. Trage ätherische Öle nur verdünnt und nie direkt auf die Haut auf, die hohe Konzentration kann Deine Haut zumindest reizen wenn nicht sogar schädigen. Grundsätzlich solltest Du auch darauf achten, dass Du nicht allergisch gegen die verschiedenen Ingredienzien bist, diese Aufgabe können wir Dir leider nicht abnehmen.

Für Gesichtspflegeprodukte nutzt Du bitte max. 10 Tropfen/ 100ml.
Für Produkte zur Körperpflege verwendest Du max. 20 Tropfen/ 100ml.
Stark reizende Öle (wie Zimt oder Teebaumöl) verwende bitte sehr sparsam.

Typische Öle für den Mann können sein:
Öle für Männer sollen natürlich eine männliche Note haben, das Männliche im Mann unterstreichen und hervorheben, oder sie sollen einfach frisch und aufregend duften.

Da wären zum Beispiel:
Patschuli, Sandelholz, Bay, Zypresse, Ingwer, schwarzer Pfeffer, Vanille und die Zitrusöle sind Öle, die am stärksten von Männern bevorzugt werden.

Oder:
Anis, Basilikum, Bay, Benzoe, Bergamotte, Cananga, Davana, Fenchel, Fichte, Fichtennadel, Grapefruit, Immortelle, Ingwer, Kanuka, Kardamom, Karottensamen, Königskerze, Koriander, Majoran, Mandarin, Mandarine, Manuka, Melisse, Muskatellersalbei, Muskatnuss, Myrrhe, Myrte, Neroli, Orange, Oregano, Palo Santo, Patschuli, Perubalsam, Petersilie, Piment, Sandelholz, Sternanis, Tabak, Tagetes, Thymian, Vanille, Weihrauch, Ysop, Zedernholz, Zimt, Zypresse

Achtung: Die Duftessenzen sollten sparsam eingesetzt und nur Öle verwendet werden, die für die Verwendung als Kosmetikmittel geeignet sind

BASISÖLE

… sind rein pflanzliche Produkte und bilden die Grundlage für do-it-yourself Naturkosmetik. Hier ein paar typische Basis-Öle:

Mandel-Öl
…ist eines der wertvollsten Basisöle, das in der Naturkosmetik Verwendung findet. Es eignet sich nicht nur für jeden Hauttypen, es kann sogar zur Säuglingspflege genutzt werden. Durch seine beruhigende Wirkung ist es ideal für sensible Haut. Mandelöl sollte licht – und sauerstoffgeschützt aufbewahrt werden, da es sehr leicht ranzig wird.

Sesam-Öl
… ist ein ideales Massageöl, da es wärmt. Es fördert nicht nur die Durchblutung sondern es fördert auch die Regeneration der Haut. Für trockene Haut wird es gern genutzt, da Sesamöl gut einzieht und einen sanften Schutzfilm hinterlässt.

Oliven-Öl
… zieht nur langsam in die Haut ein und hinterlässt einen leichten Film. Somit ist das fettende Olivenöl gut geeignet für trockene, spröde Haut.

Kokos-Öl
… sorgt für weiche Haut und glänzendes Haar, es bekämpft unreine Haut. Kokosöl entspannt die Gesichtshaut, verleiht einen frischen Teint, regeneriert Haut und Haare. Es kühlt, beruhigt die gestresste Haut, macht sie zart und geschmeidig.

KONSISTENZGEBER

… nennt man die Stoffe, die dafür sorgen, dass alles etwas „fester" wird.

BIENENWACHS

… ist ideal bei trockener oder gereizter aber auch spröder Haut., denn es bildet einen feinen Schutzfilm der vor Witterungseinflüssen und Feuchtigkeitsverlust schützt.

PALEOMIX TIPP: als Veganer nutzt Du einfach Carnauba-, Jojoba- oder Beerenwachs

CARNAUBAWACHS

… ist eine vegane Alternative zum Bienenwachs. Carnaubawachs, verwendet in Pflegeprodukten, reduziert durch sein sehr gutes Ölbindevermögen das fettige Gefühl auf der Haut. Produkte mit Carnaubawachs bleiben auch bei sommerlichen Temperaturen formstabil.

KAKAOBUTTER

…pflegt sehr trockene, rissige Haut. Kakaobutter macht selbst gereizte und reifere Haut zart und anschmiegsam. Diese Pflanzenbutter besteht zu einem großen Teil aus ungesättigten Fettsäuren und enthält Vitamin K und E. Verwende sie sorgfältig, wenn Du fettige Haut hast.

SHEABUTTER

… kann sowohl pur auf die Haut aufgetragen, als auch als Konsistenzeber verwendet werden. Sie hilft aufgrund ihrer schützenden Wirkung selbst bei Neurodermitis oder Schuppenflechte.

FEUCHTIGKEITSSPENDER

HONIG

… Honig ist ein ideales Produkt zur Hautpflege. Honig verbessert die Elastizität der Haut, verhindert schädliches Bakterienwachstum, fördert die Regeneration des Epithelgewebes und reduziert die Pigmentierung der Haut. Allergiker sollten aufgrund der im Honig enthaltenen Blütenpollen ggf. auf die Anwendung von Honig verzichten.

ALOE VERA

… ist ein zähflüssiges, schleimiges Gel aus dem Frischblatt gewonnen, wird sehr schnell von der Haut aufgenommen. Es kühlt Sonnenbrand und Insektenstiche und heilt dank seiner antibakteriellen Wirkung sogar Wunden.

FRISCHE ZUTATEN

… achte hier bitte auf regionale, saisonale und vor allem frische Produkte. Verwende wann immer und wo immer es möglich ist Produkte mit BIO Qualität.

SONSTIGE ZUTATEN:

BACKSODA

… wird als exzellenter Geruchskiller in Deodorants verwendet. In Bade- oder Duschbomben macht man sich die Schaumbildung zu nutze.
ACHTUNG: Verwechsle Back Soda NIEMALS mit WASCH – SODA (das ist zum Wäschewaschen, hautreizend und findet keine Anwendung in der Naturkosmetik!!

VITAMIN E

… wirkt in Hautpflegeprodukten entzündungshemmend, lindert Juckreiz, beschleunigt die Wundheilung. Vitamin E soll außerdem die Bildung von Altersflecken reduzieren und vorzeitiger Hautalterung Vorbeugen.

DIE SYMBOLE - EINE KLEINE LEGENDE –

- DAS LAGERFEUER -

Bei jedem Rezept findest Du Lagerfeuersymbole, diese zeigen auf, wie zeitaufwändig das jeweilige Rezept ist von einem Lagerfeuer (weniger als 10 Minuten) über zwei Lagerfeuer (weniger als 30 Minuten) bis zu drei Lagerfeuer (mehr als 30 Minuten).

          Zeitaufwand für dieses Rezept - weniger als 10 Minuten

   Zeitaufwand für dieses Rezept – weniger als 30 Minuten

   Zeitaufwand für dieses Rezept – mehr als 30 Minuten

Ist ein Lagerfeuer in Klammern, dann bedeutet das, die Zubereitungszeit kann aufgrund äußerer Umstände etwas variieren.

Viel Spass beim Ausprobieren

WO BEKOMMST DU DEINE ZUTATEN ?

Einen Großteil der Zutaten erhältst Du im gut sortierten BIO Laden, im Reformhaus oder auch in der Apotheke. Frische Produkte findest Du auf Deinem Wochenmarkt, im Bioladen oder auch in der Bioabteilung Deines Supermarktes. Wenn Du lieber online unterwegs bist, dann schau mal bei **www.dragonspice.de** rein. Dort gibt es auf den 1. Einkauf mit „**Paleomix**" satte **10% Rabatt**

HAAR- UND BARTPFLEGE

Hier gibt es alles was Deine Haare an Pflege brauchen, vom Shampoo bis hin zum Haarwachs, ist für jeden Anlass und Haartypen.

Dabei ist es völlig egal, ob Du einen Fliegenlandeplatz hast oder lange Spaghettilöckchen– wie Du Deinen Haaren die bestmögliche natürliche Pflege geben kannst erfährst Du auf den nächsten Seiten!

Im Kapitel Bartpflege gibt es vieles rund um Deinen Bart, egal ob Bröselbesen, Kinngestrüpp oder Gesichtshecke, jeder Bart benötigt ausreichende Pflege – womit? Das erfährst Du ab Seite 15

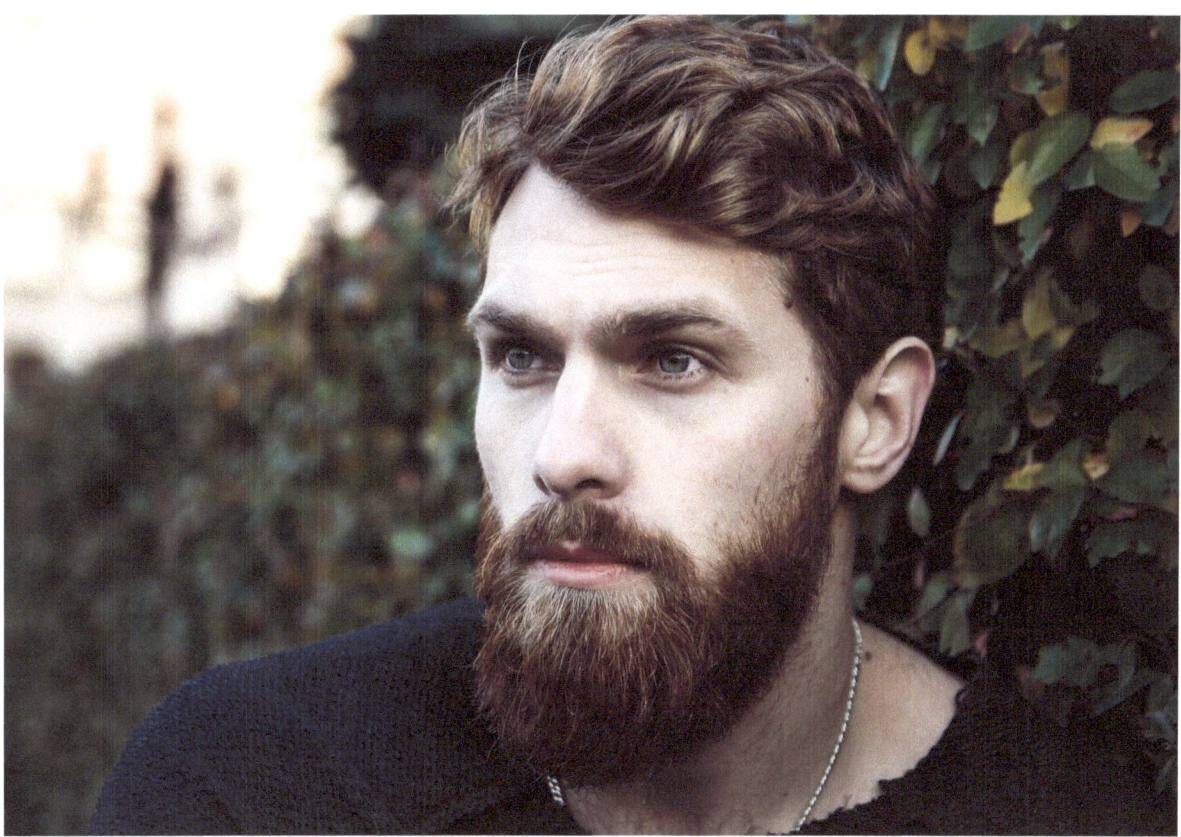

Shampoo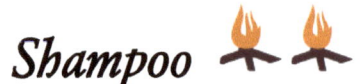

ZUTATEN:

25g Kastanienmehl
315g Wasser
3g Xanthan oder Pfeilwurzelstärke

Kräuter Deiner Wahl
oder auch ätherische Öle Deiner Wahl

ZUBEREITUNG:

1. Alles bis auf Xanthan (oder Pfeilwurzelstärke) in den Mixtopf geben und **8:00 Minuten/ 50°/ Linkslauf aktiviert/ Stufe 2** erwärmen

2. Die Masse durch ein sehr feines Sieb oder ein Baumwolltuch absieben.

3. Die Flüssigkeit zusammen mit dem Xanthan (oder der Pfeilwurzelstärke) in den Mixtopf geben und **30 Sekunden/ Stufe 4** vermischen

4. in eine große Flasche (oder mehre kleine Fläschchen) abfüllen

5. gut gekühlt ist das Shampoo ca. 1 Woche haltbar.

6. in kleinen Portionen abgefüllt kann man das Shampoo auch einfrieren

PALEOMIX TIPP:

Nutzen entweder 15 – 20 Tropfen ätherische Öle (nach Wahl auch gemischt) oder nimm bis zu 4 EL getrocknete Kräuter nach Wunsch

ANWENDUNG:

Mit dem Shampoo vom Ansatz her die Haare großzügig bedecken und einmassieren, 5 Minuten einwirken lassen und anschließend mit warmem Wasser ausspülen.

Haarspülungen

ANWENDUNGSTIPPS:

WÄHLE DIE RICHTIGE SPÜLUNG FÜR DEINEN HAARTYP AUS.

Eine traditionelle Spülung wird bei jedem Duschen, direkt nachdem Du das Shampoo ausgewaschen hast, aufgetragen. Diese Art von Spülung repariert die Schäden der allgemeinen Belastungen, die Dein Haar täglich erfährt. Wähle eine Spülung aus, die für die speziellen Bedürfnisse Deines Haares gedacht ist.

WASCHE DEIN HAAR.

Steige in die Dusche oder Badewanne und wasche wie immer die Haare. Die Spülung wird nach dem Waschen aufgetragen, reinige daher Kopfhaut und Haare gründlich mit deinem Lieblingsshampoo.

SPÜLE DEIN SHAMPOO AUS.

Auch wenn das nicht spaßig klingt, solltest Du das Wasser so kalt stellen, wie man es als Mann gerade noch aushalten kann (ernsthaft – unter 38°C sollte es sein). Das kältere Wasser ist besser für Dein Haar als heißes Wasser und es wird helfen, den Haarschaft zu schließen und Haarbruch zu vermeiden. Spüle das Shampoo komplett mit diesem kalten Wasser aus und achte darauf nicht an am Haar zu ziehen. Wenn Dein Haar sich „quietschend" anfühlt, dann ist das gesamte Shampoo ausgewaschen. Ein Mittel, um sich von der anschließenden Männergrippe zu erholen findest Du auf Seite 33.

WRINGE DEIN HAAR AUS.

Wenn Dein Haar tropfnass ist, wird jegliche Spülung, die Du aufzutragen versuchst, sofort wieder raus laufen und nicht genug haften bleiben, um einen Effekt auf Dein Haar zu haben. Investiere also ein wenig Zeit, so viel Wasser herauszudrücken, wie nur möglich ist.

AUFTRAGEN DER SPÜLUNG ODER HAARPACKUNG.

Gib ein wenig Spülung in Deine Handfläche; die benötigte Menge ist abhängig von der Haarlänge. Sie beginnt bei einer Münzgroßen Menge für kinnlanges oder kürzeres Haar. Wenn Dein Haar sehr lang ist, dann benötigst Du vielleicht die ganze Handfläche voll Spülung. Trage es auf die Haarenden direkt auf jede Strähne, die Du erwischen kannst, auf und massiere alles bis zur Kopfhaut ein.

LASS DIE SPÜLUNG EINWIRKEN.

Dieser Schritt ist ein wenig optional; je länger Du wartest und die Spülung einwirken lässt, desto eher wirst Du die Gesundheit Deiner Haare verbessern können.

SPÜLE DIE SPÜLUNG AUS.

Verbringe einige Minuten damit, Deine Spülung – wieder mit kaltem Wasser – auszuwaschen. Fühlt Dein Haar sich noch immer „schleimig" an, dann hast Du noch nicht alles ausgespült. Ist Dein Haar hingegen geschmeidig, dann bist Du fertig!

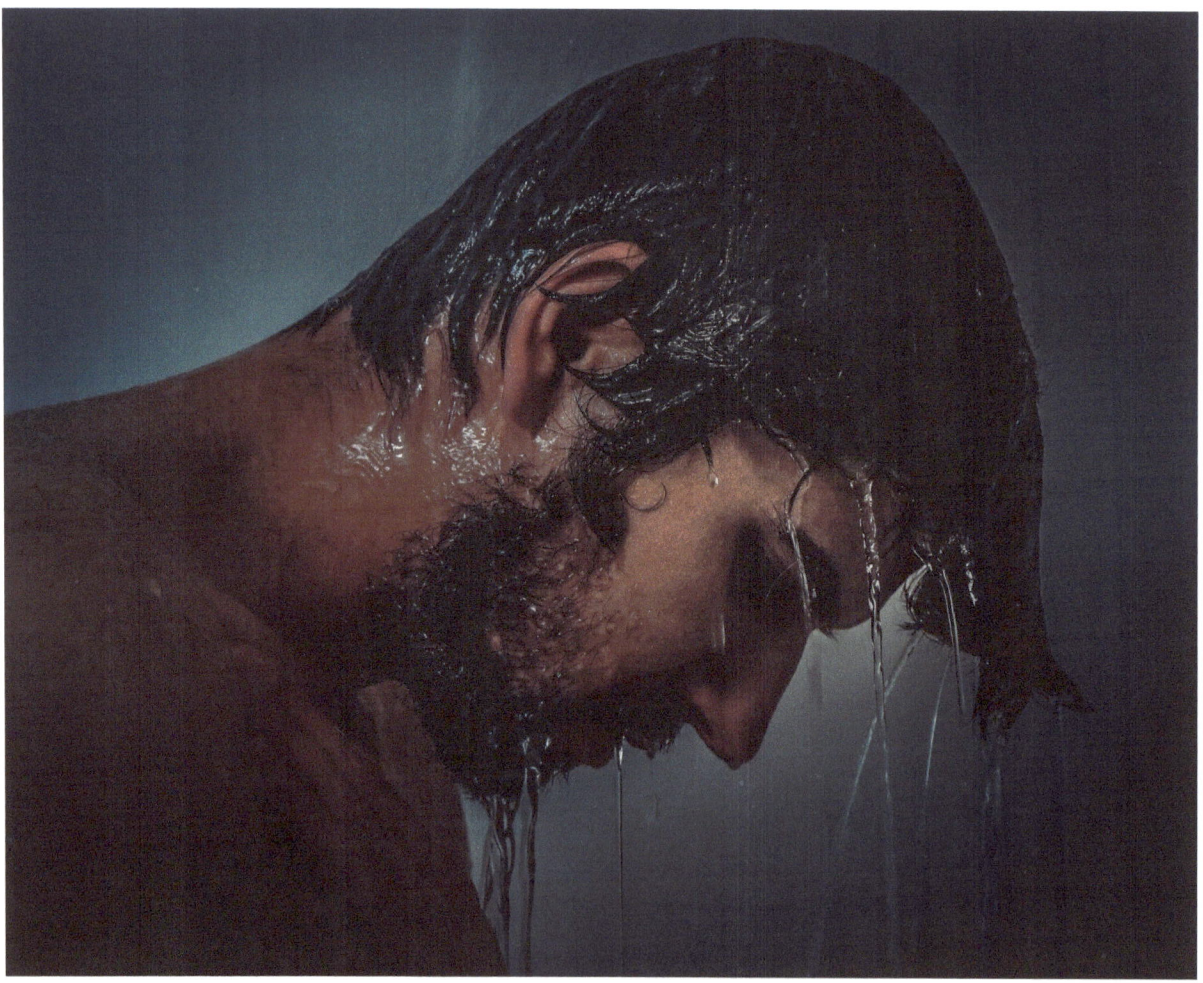

Flotte Biene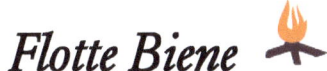

Diese Haarpackung ist ideal wenn Du trockenes Haar hast.

ZUTATEN:

40g Honig
1 Eigelb
5g Zitronensaft

ZUBEREITUNG:

1. Zutaten im Mixtopf **15 Sekunden/ Stufe 4** vermischen

ANWENDUNG:

Nach der Haarwäsche auf das noch feuchte Haare auftragen. Die Haare mit einem Handtuch umwickeln und für mindestens 10 Minuten einwirken lassen. Danach spülst Du die Paste gründlich aus!

Genießerpackung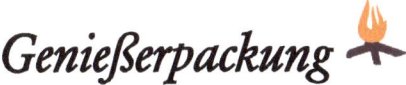

Diese einfache Packung wirkt bei allen Haartypen wahre Wunder. Sie ist ideal einzusetzen bei angegriffenem, splissigem Haar. So können Reste aus dem Kühlschrank wunderbar verwertet werden und nutzen gleichzeitig Deiner Schönheit.

ZUTATEN:

1 Avocado (entkernt und das Fruchtfleisch entnommen)
2 Eigelb

ZUBEREITUNG:

1. Avocado und Eigelb in den Mixtopf geben und **5 Sekunden/ Stufe 5** vermischen

ANWENDUNG:

Packung in das Haar kneten. Wickle Dir ein Handtuch um den Kopf, um ein Verlaufen der Avocadopackung zu verhindern und lass alles mindestens 20 Minuten einwirken. Danach spülst Du die Paste gründlich aus!

Haarwachs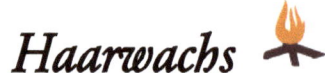

Wer seinen Haaren den gewissen Look geben möchte, benötigt oftmals Haargel oder Haarwachs. Beides voll gestopft mit chemischen Zutaten ist sicher keine Wohltat für unsere Haare. Als meine Jungs das letzte Mal vom Friseur kamen musste eine andere Lösung her... Haarwachs auf Paleobasis.

ZUTATEN:

20g Bienenwachs
20g Kokosöl
Duftöl Deiner Wahl

ZUBEREITUNG:

1. Kokosöl und Bienenwachs für **6:00 Minuten/ 65°/ Stufe 1** erhitzen

2. ätherisches Öl Deiner Wahl (für den Duft) hinzugeben und **10 Sekunden/ Stufe 3** vermischen

3. in entsprechende Behältnisse umfüllen und abkühlen lassen

ANWENDUNG:

Nimm die gewünschte Menge Haarwachs aus dem Behälter und reibe zwischen Deinen Händen oder auch den Fingern, bis das Wachs die für Dich angenehme Konsistenz hat. Du kannst das Wachs nun verwenden!

Haargel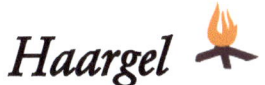

Eine Alternative zum Wachs ist immer noch das Gel.

ZUTATEN:

55 - 110g Leinsamen
440g Wasser
ätherische Öle nach Deiner Wahl

ZUBEREITUNG:

1. Leinsamen und Wasser in den Mixtopf geben und **6:00 Minuten/ 100°/ Linkslauf aktiviert/ Stufe 2** erhitzen

2. ätherisches Öl Deiner Wahl (für den Duft) hinzugeben und **10 Sekunden/ Linkslauf aktiviert/ Stufe 3** vermischen

3. abseihen, dabei u.U. mit einem Löffel oder ähnlichem nachhelfen, um alle Flüssigkeit herauszudrücken

ANWENDUNG:

Wie mit herkömmlichen Haargel Deine Haare stylen.

PALEOMIX TIPP:

Entweder Du wählst ein ätherisches Öl, dessen Duft Dir zusagt, oder Du wählst eines, das Deinem Haartyp zusagt, und gleichzeitig pflegt:

Trockenes Haar: Bspw.: Rosmarin, Geranie, Karottenkernöl, Sandelholz

Normales Haar: Bspw.: Petersilie, Eucalyptus

Schuppen: Bspw.: Basilikum, Limone, Rosmarin, Salbei, Pfefferminze

Öliges Haar: Bspw.: Basilikum, Birke, Thymian, Lavendel Teebaumöl

PALEOMIX INFO:

Je länger Du das ganze kochen, desto fester wird die Konsistenz.

Im Kühlschrank aufbewahrt, hält das Gel bis zu 2 Wochen. Mit ein paar Tropfen Vitamin- E- Öl verlängerst Du die Haltbarkeit um ca. 1 – 2 Wochen

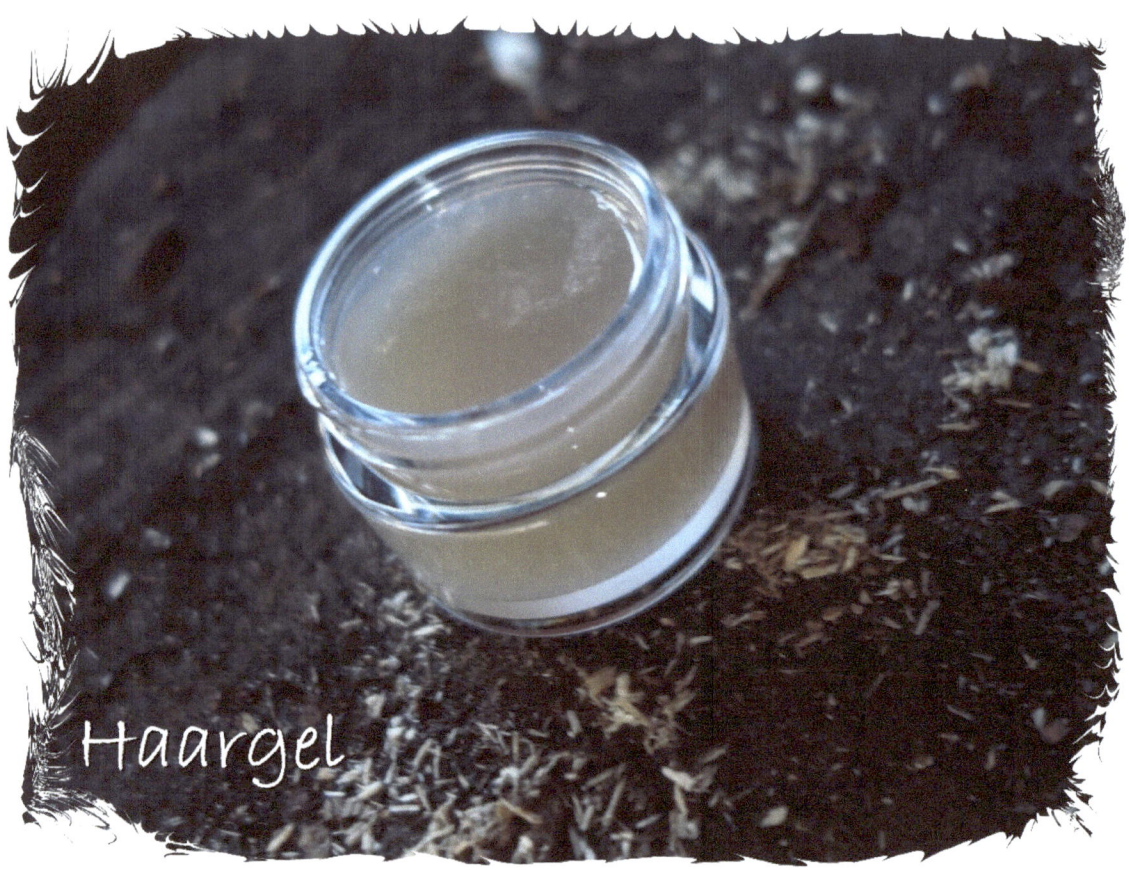

Haargel

BARTPFLEGE

So, wie Du Dein Haupthaar pflegst, bedarf auch Deine Bartpflege einer besonderen Aufmerksamkeit. Du trimmst ihn, Du wäschst ihn, Du kämmst ihn – und von nun an ölst Du ihn auch mit selbst gemachtem Bartöl ein. Deine Gesichtspullover soll mit wichtigen Nährstoffen und Feuchtigkeit versorgt werden, damit er lange gesund bleibt. Aber das Beste an der Verwendung von Bartöl: Dein Bart duftet unglaublich gut.

Sheabutter Rasiercreme

Dieses Rezept sorgt für geschmeidige Haut und es ist besonders geeignet für empfindliche Haut. Der Rasierschaum bietet eine hilfreiche Alternative, um Hautirritationen zu vermeiden.

ZUTATEN:

50g Kokosöl
50g natürliche Sheabutter
35g Mandelöl, Olivenöl (o.ä.)

ZUBEREITUNG:

1. Kokosöl und Sheabutter für **4:00 Minuten/ 50°/ Stufe 1** erwärmen

2. Olivenöl (oder Mandelöl) hinzugeben und **10 Sekunden/ Stufe 3** vermischen

3. in Behälter umfüllen und im Kühlschrank so lange aufbewahren, bis die Masse erhärtet ist.

4. diesen „Butterblock" nun in Stücken in den Mixtopf geben und **1:00 Minute/ Stufe 5** „schlagen" bis die gewünschte cremige Konsistenz erreicht ist. Ggf. die Zeit verlängern.

PALEOMIX TIPP:

Die Zutaten, die verwendet wurden schmelzen bei Hitze – aus diesem Grund die Rasiercreme unbedingt kühl und dunkel lagern.
Da die Rasiercreme keine Seife enthält, bildet sie einen dünnen angenehmen Film auf der Haut und schäumt nicht.

Kokos Rasiercreme

ZUTATEN:

75g Kokosöl
50g Mandelöl
75g Sheabutter
etwa 10 Tropfen ätherisches Rosmarinöl
4 – 6 Tropfen ätherisches Pfefferminzöl

ZUBEREITUNG:

1. Kokosöl und Sheabutter für **4:00 Minuten/ 50°/ Stufe 1** erwärmen

2. Olivenöl (oder Mandelöl) hinzugeben und **10 Sekunden/ Stufe 3** vermischen

3. in Behälter umfüllen und im Kühlschrank so lange aufbewahren, bis die Masse erhärtet ist.

4. diesen „Butterblock" nun in Stücken in den Mixtopf geben und **1:00 Minute/ Stufe 5** „schlagen" bis die gewünschte cremige Konsistenz erreicht ist. Ggf. die Zeit verlängern.

PALEOMIX TIPP:

Die Zutaten, die verwendet wurden schmelzen bei Hitze – aus diesem Grund die Rasiercreme unbedingt kühl und dunkel lagern.

Da die Rasiercreme keine Seife enthält, bildet sie einen dünnen angenehmen Film auf der Haut und schäumt nicht.

Die Kokos-Rasiercreme lässt sich in einem fest verschlossenen Tiegel, dunkel und kühl aufbewahrt (nicht im Kühlschrank), bis zu einer Woche lang lagern.

Pflegendes Bartöl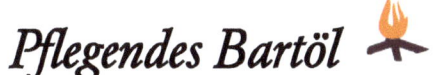

ZUTATEN:

15g Mandelöl
15g Traubenkernöl
5 Tropfen Teebaumöl
3 Tropfen Eukalyptusöl
oder eine andere Mischung ätherischer Öle

ZUBEREITUNG:

1. alles in den Mixtopf einwiegen und **10 Sekunden/ Stufe 4** vermischen

2. in eine Flasche Deiner Wahl gießen (am besten eine mit Pipette, denn hiermit lässt sich das Öl hygienischer entnehmen.)

ANWENDUNG:

Ein paar Tropfen in die Handflächen geben und das Öl sanft in Deinen Bart einmassieren. Idealerweise nach dem Duschen anwenden.

Wild Beard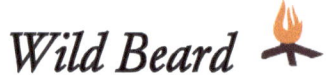

ZUTATEN:

20g Jojobaöl
10g Avocadoöl
5 Tropfen Pfefferminzöl
3 Tropfen Teebaumöl
2 Tropfen Orangenöl
oder eine andere Mischung ätherischer Öle

ZUBEREITUNG:

1. alles in den Mixtopf einwiegen und **10 Sekunden/ Stufe 4** vermischen

2. in eine Flasche Deiner Wahl gießen (am besten eine mit Pipette, denn hiermit lässt sich das Öl hygienischer entnehmen.)

ANWENDUNG:

Ein paar Tropfen in die Handflächen geben und das Öl sanft in Deinen Bart einmassieren. Idealerweise nach dem Duschen anwenden.

Bart Balsam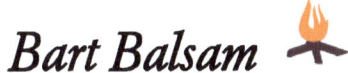

Bart Balsam ist neben Bartöl perfekt zur Bartpflege geeignet und bringt den Bart dabei auch noch etwas in Form!

ZUTATEN

20 Gramm Bienenwachs
25 Gramm Sheabutter
5 Gramm Mandelöl
5 Gramm Jojobaöl
10 Gramm Avocadoöl
2 Tropfen Zedernholzöl
2 Tropfen Bergamotte

ZUBEREITUNG:

1. Bienenwachs und Sheabutter im Mixtopf für **6:00 Minuten/ 65° /Stufe 1,5** erhitzen bis alles komplett flüssig ist

2. restliche Zutaten hinzugeben und **10 Sekunden/ Stufe 3** vermischen.

3. in Behälter Deiner Wahl umfüllen aushärten lassen und fertig!

ANWENDUNG:

Mit einem Spatel aufnehmen. Durch Händereiben erwärmen. In den Bart einmassieren und den Bart in die gewünschte Form bringen.

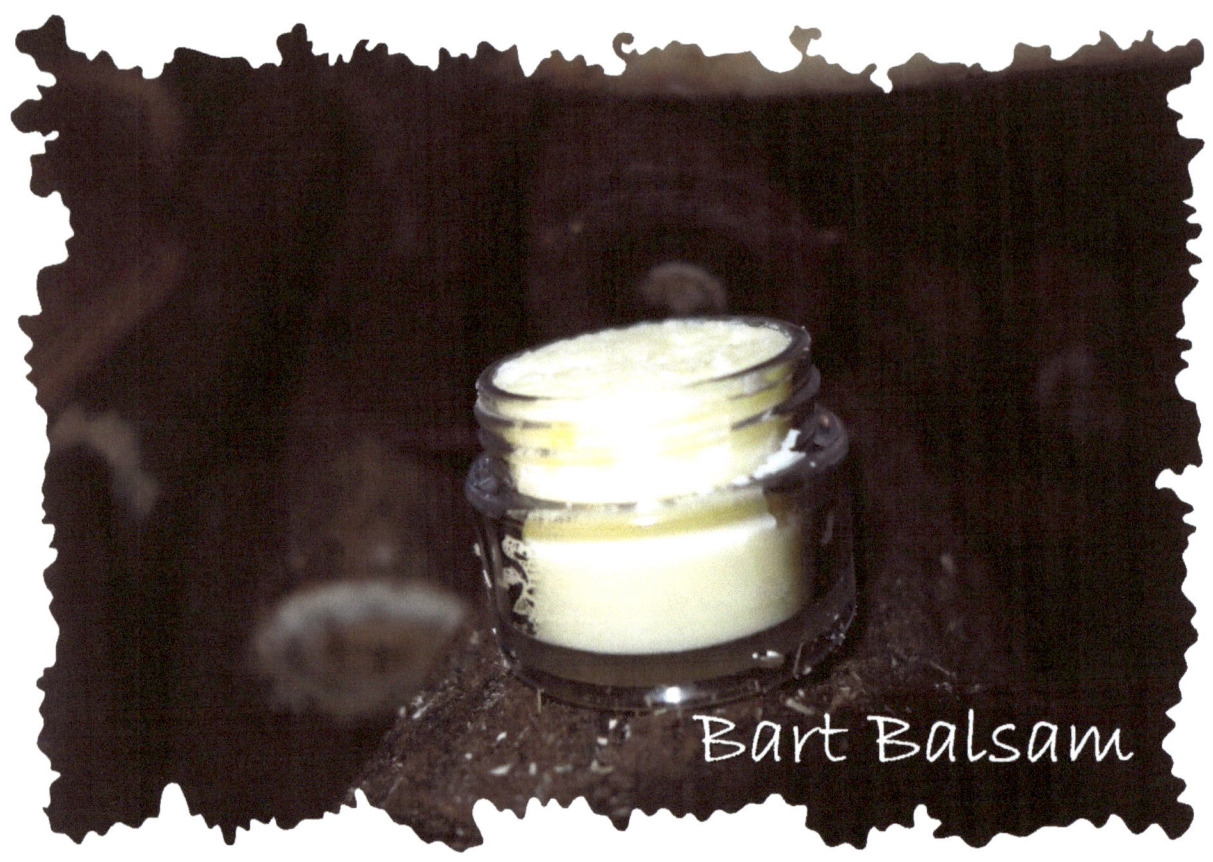

KÖRPERÖLE UND FETTE

Was der Wachs beim Lack unseres geliebten Wagen, oder des Mopeds, das ist die Körperbutter für unsere Haut. Die Gummipflege für die Pneus, ist hier die Fußbutter… Du bemerkst die Ähnlichkeit? Es wird Zeit, Dir und Deiner Haut mehr zu geben, als nur Wasser und Seife. Auf die Pflege danach kommt es nun an! Wenn Du es nicht selber tun magst, dann lass es andere tun, lass Dich einbuttern!

Beachte bitte bei den folgenden Körperbutterrezepten, dass es bei den verschiedenen Wachssorten zu Qualitätsunterschieden kommen kann. Das kann unter anderem dazu führen, dass eine individuelle Anpassung der Schmelztemperatur oder der Schmelzzeit erforderlich ist. Beobachte hierzu durch die Mixtopfdeckelöffnung die Konsistenz des Wachses und pass entweder die Temperatur oder die Zeit an.

PALEOMIX TIPPS:

Bitte die Körperbutter kühl lagern, denn je nach Umgebungstemperatur kann sie sich wieder etwas verflüssigen.

Eine sehr lange Haltbarkeit kann gewährleistet werden, wenn die Körperbutter nur mit trockenen, sauberen Fingern oder einem Spatel aus dem Behältnis genommen wird.

Werden ätherische Öle genutzt, sollte die Butter nicht zur Lippenpflege genutzt werden.

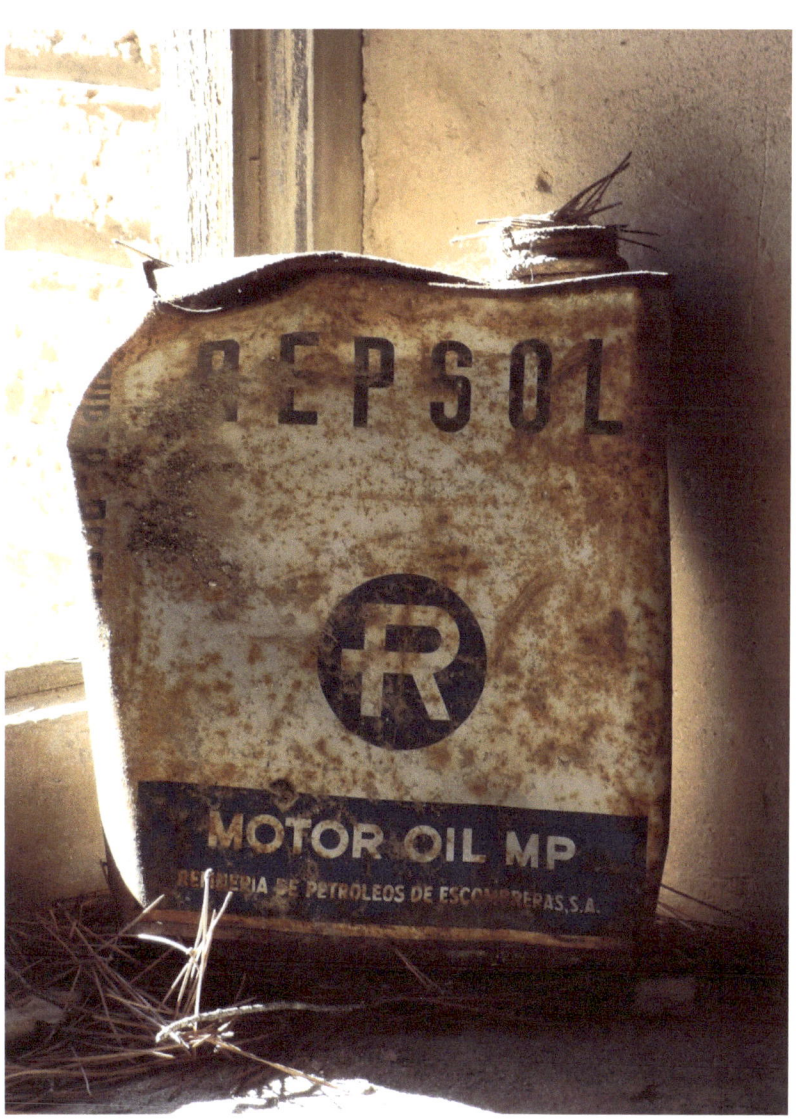

Tropicana Körperbutter 🔥 (🔥 🔥)

Diese Körperbutter ist ideal bei trockener Haut.
Je nach Größe der Form ergibt dieses Rezept 8-10 Stück

ZUTATEN:

30g Bienenwachs
140g Kokosöl
60 Tropfen ätherisches Öl (Orange, Limette)

ZUBEREITUNG:

1. Kokosöl und Bienenwachs für **6:00 Minuten/ 65°/ Stufe 1** erhitzen

2. ätherisches Öl hinzugeben und **10 Sekunden/ Stufe 3** vermischen

3. in entsprechende Behältnisse umfüllen und abkühlen lassen

ANWENDUNG:

Ein Stück Körperbutter über die Haut streichen, durch die Körperwärme beginnt die Körperbutter zu schmelzen und hinterlässt ein angenehm, pflegendes Hautgefühl.

PALEOMIX INFO:

Kokosöl enthält wertvolle Fettsäuren das antioxidative Vitamin E. Somit verzögert es die Hautalterung. Es hinterlässt einen schönen Glanz (aber keinen Fettfilm) auf der Haut.

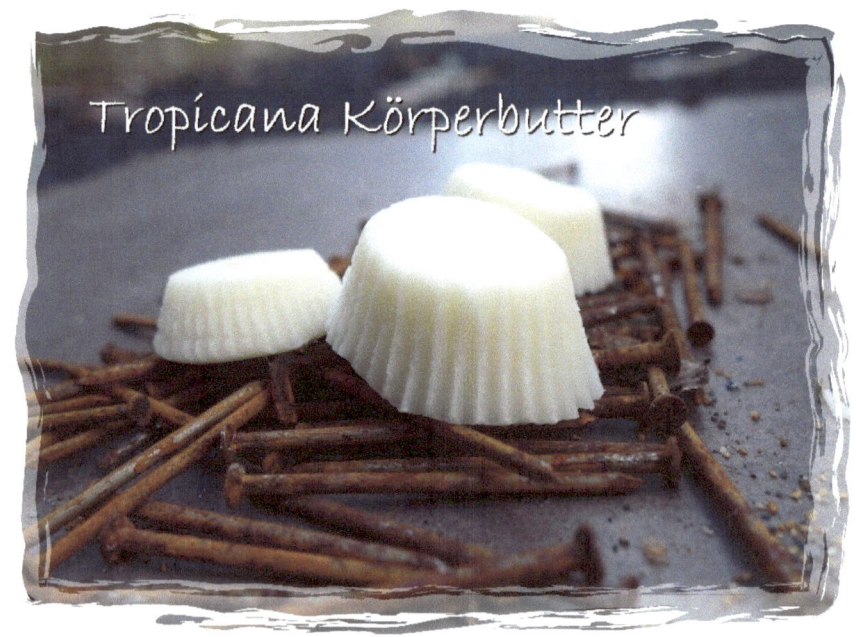

Süße Versuchung 🔥(🔥🔥)

Mit diesem Rezept kannst Du eine natürliche Körperbutter mit festerer Konsistenz zubereiten.
Je nach Größe der Form ergibt dieses Rezept 15 - 20 Stück!

Achtung nur zur äußeren Anwendung!!

ZUTATEN:
60g Kokosöl
15g Mandelöl
125g Kakaobutter (in Stücken)
15g Carnaubawachs (gibt es in der Apotheke)
ätherisches Öl nach Belieben (10 – 15 Tropfen)

ZUBEREITUNG:

1. Carnaubawachs in den Mixtopf geben und **5:00 Minuten/ 98°/ Stufe „Rührlöffel"** schmelzen (ggf. mit dem Spatel alles nach unten schieben)

2. Kokosöl und Kakaobutter hinzugeben – **3:00 Minuten/ 60°/ Stufe 1** erwärmen

3. Mandelöl und Duftöl hinzugeben und alles für **10 Sekunden/ Stufe 8 -10** vermischen

4. in die gewünschte Form füllen und für mindestens 2 Tage ruhen lassen

ANWENDUNG:
Unter der Dusche, den Körper mit der Körperbutter einreiben und mit Wasser wieder abspülen. Vorsicht! - Die Dusche kann während der Nutzung rutschig werden.

PALEOMIX INFO:
Carnaubawachs ist frei von Duftstoffen, was für Allergiker bedeutsam sein kann. Er besitzt eine helle gelbliche bis grünliche Farbe und ist das härteste bekannte natürliche Wachs. Sein sehr hoher Schmelzpunkt von 80 bis 87 °C hält es auch in warmen Räumen und bei Sonneneinstrahlung stabil.

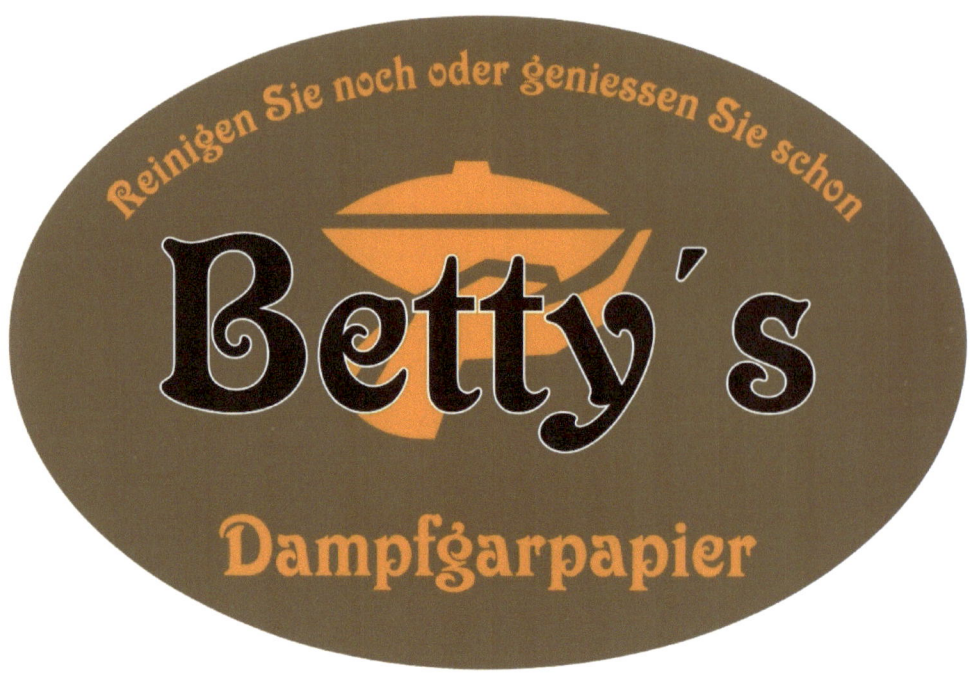

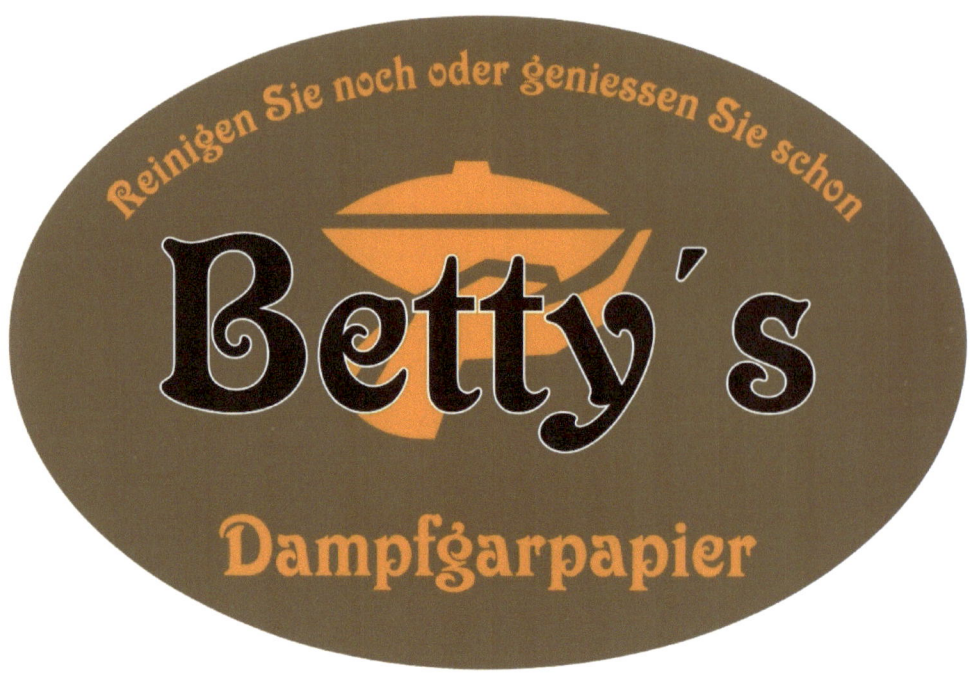 **handgefertigt**

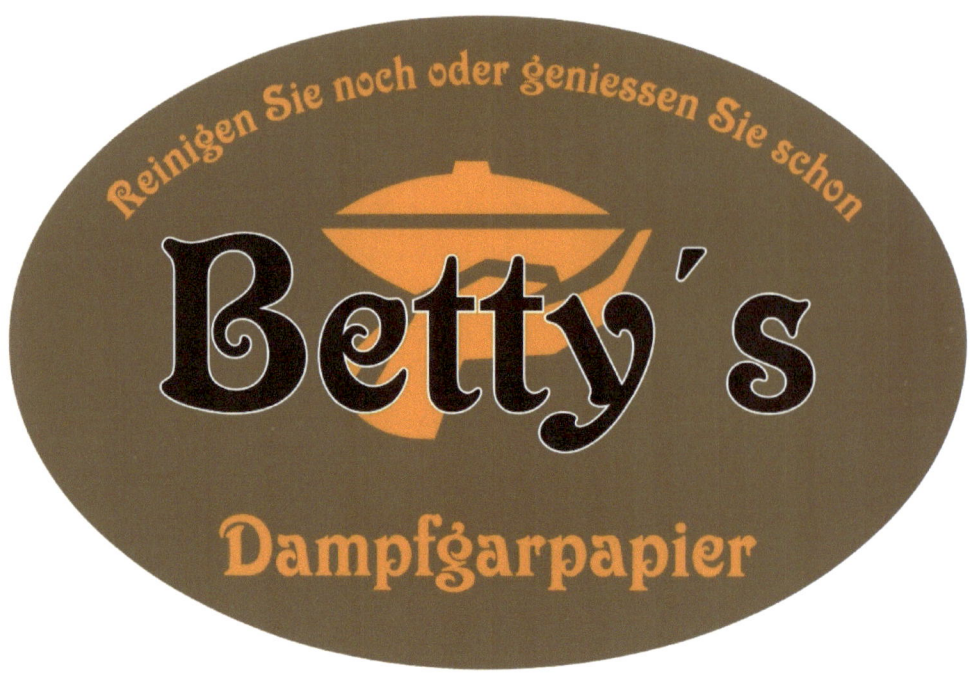 **beidseitig verwendbar**

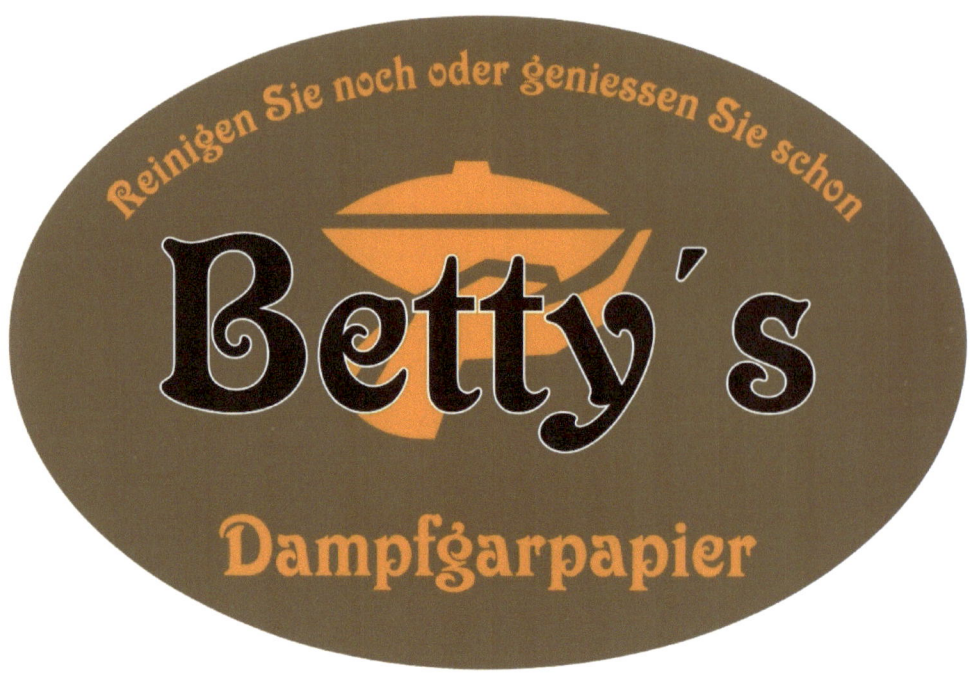 **kein Anhaften, Einfetten oder Reinigen**

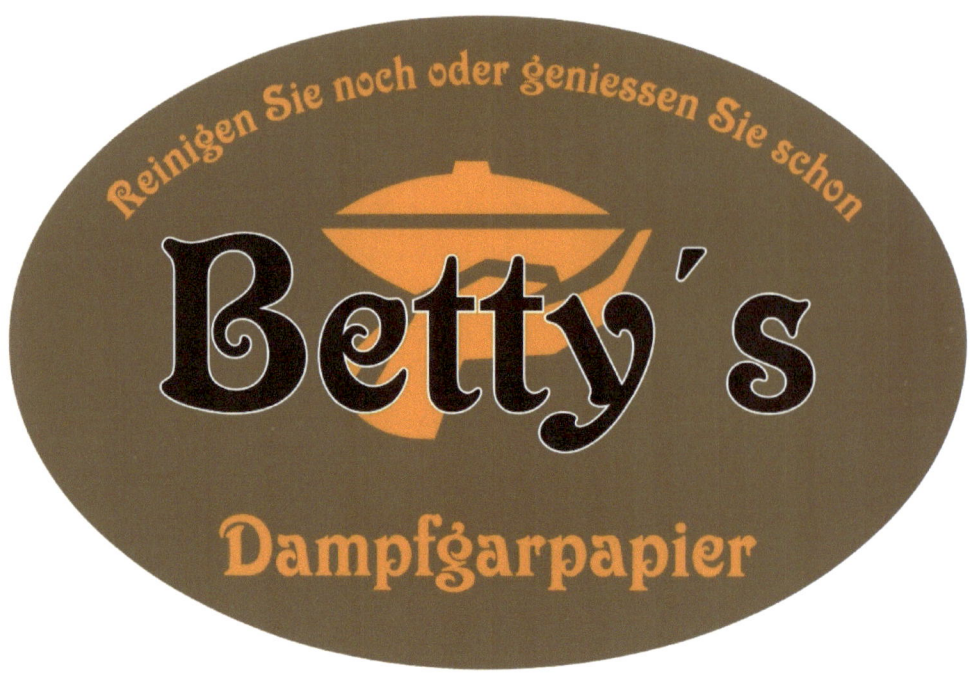 **geeignet für Thermomix®**
(TM5® und TM31)und
Monsieur Cuisine (plus)

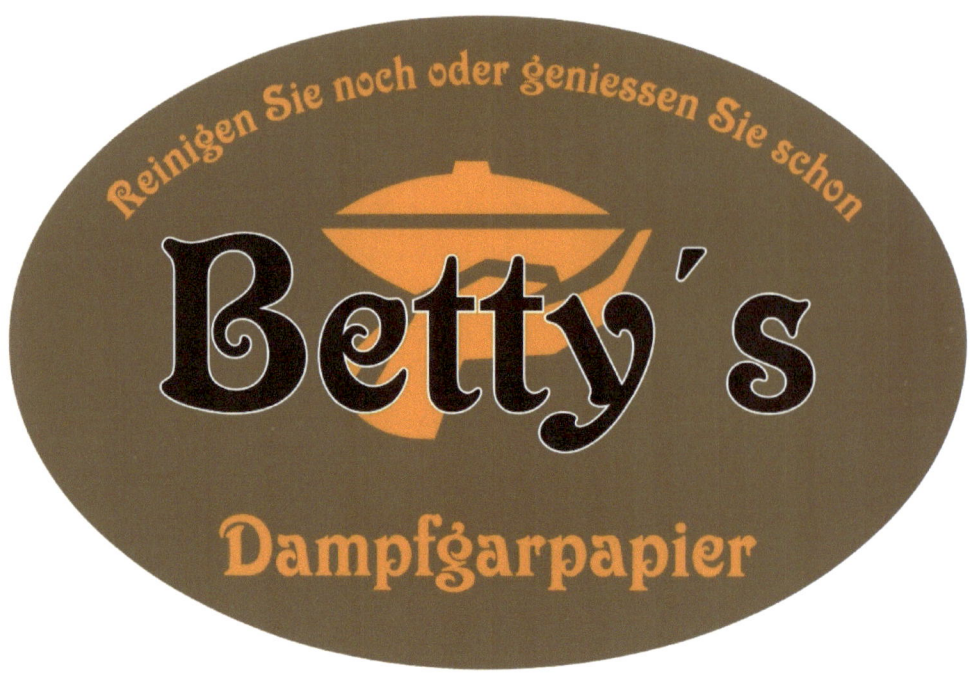 **naturbraun**

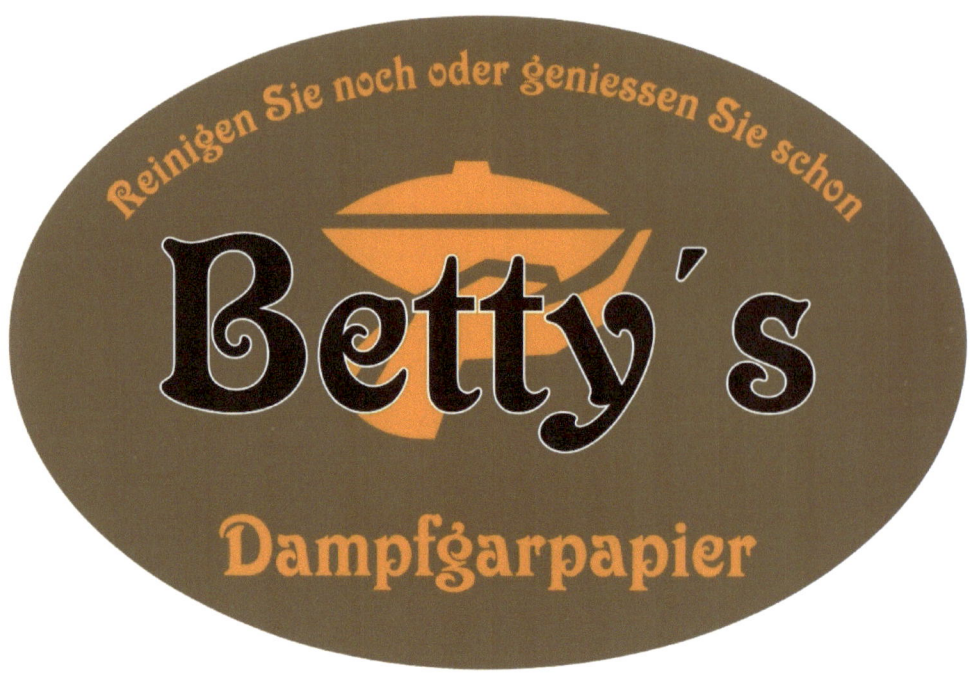 **ungebleicht**

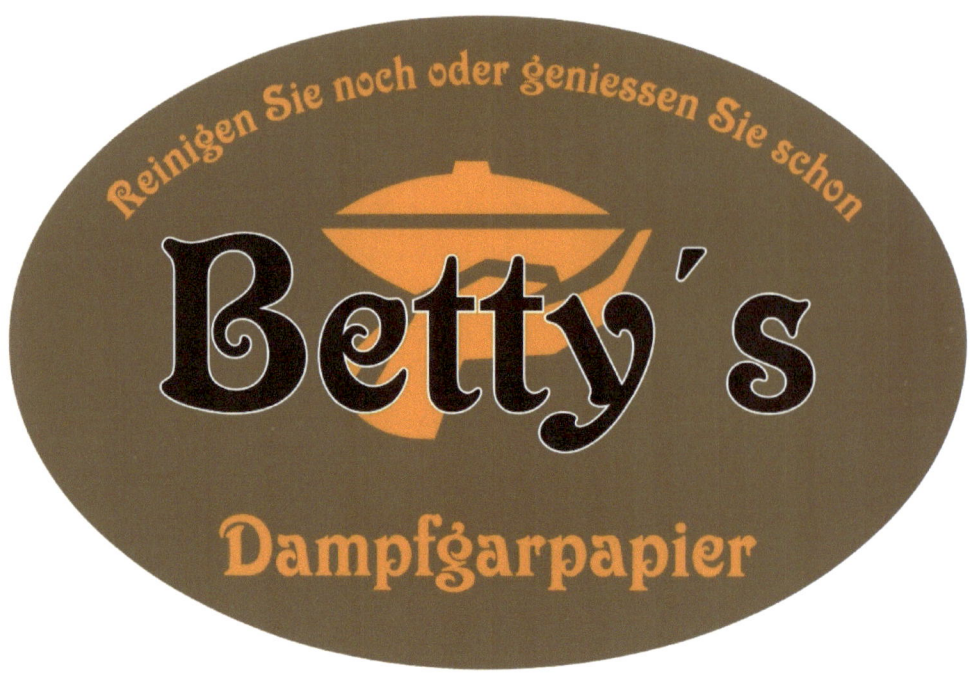 **kein Überlaufen**

http://amzn.to/2prIlmN
-

Big Foot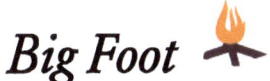

Diese Fußbutter ist ideal, um Deinen Füssen einmal eine kleine pflegende Auszeit zu gönnen. Am besten trägst Du sie abends auf, ziehst Baumwollsocken über und freust Dich am nächsten Morgen über samtweiche Füße! Nicht nur Du wirst über weichere Füße dankbar sein.

Wenn Du möchtest kannst Du die Creme auch für den ganzen Körper nehmen, sie ist allerdings sehr reichhaltig und eher was für ganz trockene Haut.

Dieses Cremerezept macht sich auch gut als Cremegrundlage, die zum Experimentieren einlädt!

ZUTATEN:

5g Bienenwachs oder Carnaubawachs
200g Rosenöl
evtl. 10 Tropfen ätherisches Rosenöl
ein leeres Glas oder eine Dose, mit 200 ml Fassungsvermögen

ZUBEREITUNG:

1. Wachs und Öl in den Mixtopf geben und **6:00 Minuten/ 65°/ Stufe 1,5** erwärmen

2. in ein Schraubdeckelglas umfüllen und abkühlen lassen

PALEOMIX INFO:

Diese Creme hält sich gut ein Jahr.

Massagebutter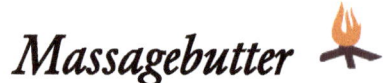

Neben dem pflegenden Effekt kann man diese Massagebutter auch ideal als ein tolles Mitbringsel zu Geburtstagen oder bspw. zum Muttertag verwenden. Denn auch die Mutti darf nicht vergessen werden. Denn was wären wir ohne Mutti?? – richtig: Nicht auf der Welt!

ZUTATEN:

50g Kakaobutter
20g Bienenwachs
50g Öl Deiner Wahl (siehe PaleoMIX INFO)
opt. 20 Tropfen ätherisches Öl

ZUBEREITUNG:

1. Kakaobutter, Bienenwachs und das Vorzugsöl in den Mixtopf geben und **6:30 Minuten/ 65°/ Stufe 2** erwärmen

2. Im Anschluss nach Belieben ätherisches Öl hinzugeben und **5 Sekunden/ Stufe 4** vermischen

3. in gewünschte Formen gießen und mindestens 4 Stunden aushärten lassen.

PALEOMIX TIPP:

Ab ca. 37 Grad fangen die Butterstücke wieder an zu schmelzen. Sie sollten daher an einem trockenen, kühlen Ort aufbewahrt werden (nicht auf der Fensterbank…).

PALEOMIX INFO:

Je nachdem, was es für eine Massagebutter werden soll, kannst Du folgende Öle kombinieren, oder auch einzeln verwenden.

Zur Entspannung: Lavendel, Rose
Zur Erfrischung: Zitrone, Pfefferminz
für Empfindliche Haut: Calendula, Sanddorn oder Kamille
Bei Muskelkater und Schmerzen: Arnica, Rosmarin

Für den Herren gibt es u.a. diese Mischungen:

Zitrusöl mit ätherischem Sandelholzöl,
Pfefferminzöl pur
Arnicaöl mit ätherischem Rosmarinöl.

Karottenöl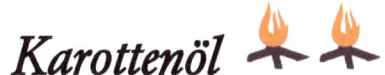

Du bekommst gerne einmal Sonnenbrand, vor allem im Gesicht, an den Schultern und Knien? Dann ist dieses Karottenöl ein schönes Mittel zur Vorbeugung, das wenig kostet und auch die Kleinsten mitnutzen können.

ZUTATEN:

200g kaltgepresstes Sesamöl
1 mittelgroße Karotte

ZUBEREITUNG:

1. Karotte waschen, schälen, in mittleren Stücken in den Mixtopf geben und **8 Sekunden/ Stufe 8 – 10** zerkleinern.

2. Gib das Öl hinzu und **15:00 Minuten/ 80°/ Stufe 2** erwärmen

3. Das Öl- Karottengemisch durch ein Geschirrtuch abseihen und in Flaschen füllen.

ANWENDUNG:

Einfach nach dem Gang in die Sonne einmassieren oder als Selbstbräuneröl (ohne chemische Zusätze) verwenden.

PALEOMIX TIPP:

Achte darauf, das Öl sehr sparsam zu nutzen (ein Tropfen fürs Gesicht reicht, evtl. 1:10 mit purem Sesamöl verdünnen) und bitte nur auf die feuchte Haut auftragen. Sonst verfärbt es unter Umständen Hemdkragen, Kopfkissen, etc.

Miami Beach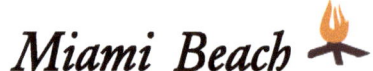

Das wichtigste zuerst: Sonne ist gesund! Vitamin D ist gut für Haut und Gemüt. Zuviel davon ist allerdings schmerzhaft und kann zu bösem Sonnenbrand und gar Hautkrebs führen!
Ich war schon länger auf der Suche nach etwas schützendem für die ganze Familie. Es soll gut riechen, schnell einziehen und auch etwas wasserfest sein. Sonnenmilch ohne bedenkliche Zusätze ist gar nicht so einfach zu finden.

ZUTATEN:

für halbfeste Sonnenmilch:

50g Kakaobutter

100g Sesamöl

30g selbst gemachtes Karottenöl oder 20 Tropfen Karottenkernöl

5g geriebenes Bienenwachs oder Carnaubawachs

ZUBEREITUNG:

1. Wiege alle Zutaten in den Mixtopf, für **6:30 Minuten/ 65°/ Stufe 1,5** erwärmen

2. in ein Schraubdeckelglas o.ä. füllen und ca. eine Woche aushärten lassen

PALEOMIX INFO:

Diese Sonnenmilch hat einen SPF- Wert von ca. 25, sollte häufig und großzügig aufgetragen werden und kann von der ganzen Familie genutzt werden.

Wenn Du einen stärkeren Sonnenschutz brauchst, mische einfach etwas Himbeerkernöl (natürlicher SPF 50) bei.
Karottenöl enthält Vitamine A und E und ist hervorragend für die Zellgeneration
Kakaobutter ist ein natürlicher Sonnenschutz
Sesamöl hält bis zu 30% der UV-Strahlen ab
(Quelle: https://sites.google.com/site/forgetmenotps/natural-sunscreen-oils)

Die Sonnenmilch hält sich mindestens ein Jahr und muss ca. eine Woche aushärten.
Breitkrempige Hüte, lange Ärmel und Hosen aus leichten Stoffen wie Leinen oder Seide schützen zusätzlich.

PALEOMIX TIPP:

Du möchtest ein duftendes Sonnenöl? Dann mische 20-30 Tropfen ätherisches Öl unter – wie Lavendel, Vanille oder Pfefferminze; allerdings kein Zitrusöl, dann bekommst Du erst recht Sonnenbrand!

Ist Dir diese Mischung zu fest, dann lass beim nächsten Mal das Wachs weg.

VERSCHIEDENE KOSMETIKA

Vom Deo bis hin zur Gesichtscreme, ist in diesem Kapitel alles vertreten. Du suchst einen natürlichen Insektenschutz oder ein Mittel gegen die mörderische Männergrippe? Dann wirst Du hier fündig…

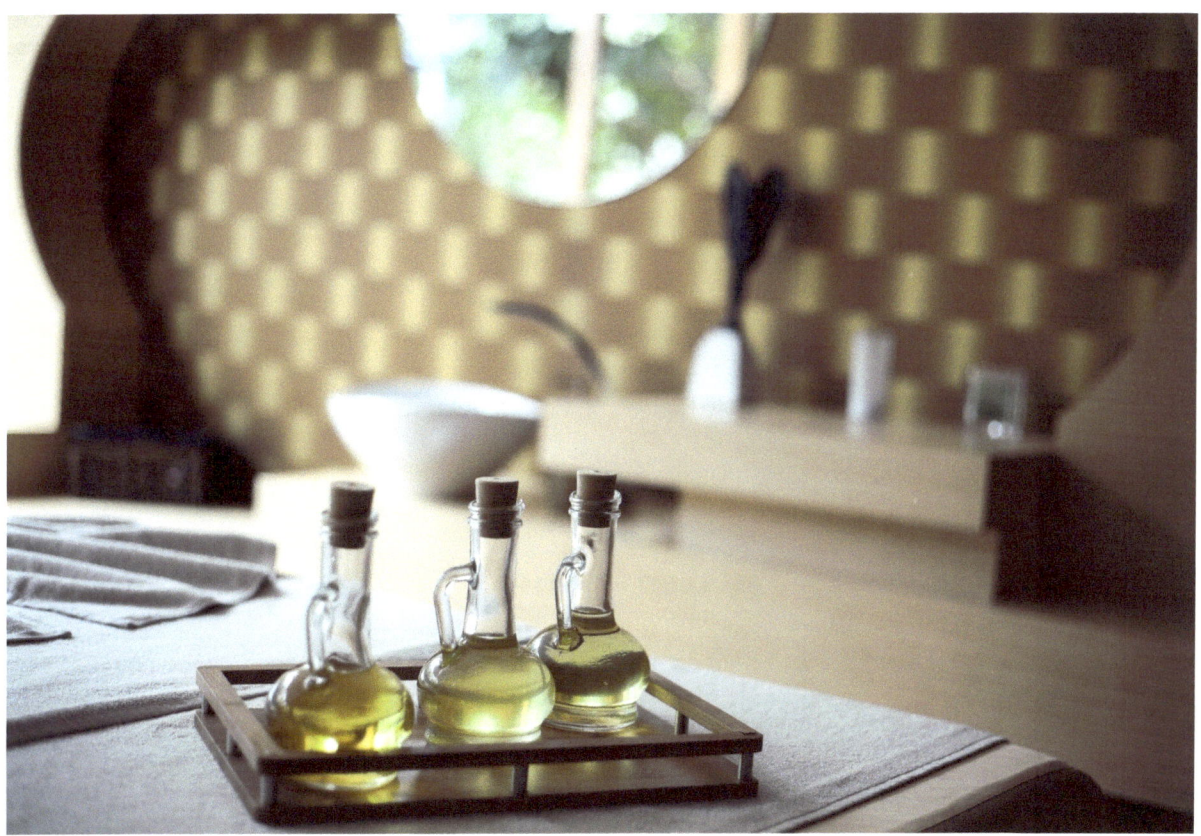

Classic Deo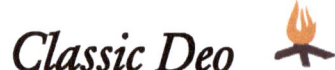

Für ein Deo, das Dir bis zu 24 Stunden angenehme Frische sichern kann, werden folgende Zutaten genutzt:

ZUTATEN:

30g Kokosöl
20g Tapiokastärke
10g Natron
10 Tropfen Salbeiöl (oder Limettenöl)
2 Tropfen Teebaumöl
für eine festere Mischung 20g Bienenwachs

ZUBEREITUNG:

1. Kokosöl in den Mixtopf geben und **2:00 Minuten/ 50° /Stufe 1** erwärmen

2. alle weiteren Zutaten in den Mixtopf geben und **20 Sekunden/ Stufe 3** vermischen.

3. in ein gut verschließbares Behältnis umfüllen.

PALEOMIX TIPP:

Vor der Verwendung schütteln und innerhalb eines Monats verbrauchen.

Kokosöl pflegt und wirkt antibakteriell, die Stärke nimmt Feuchtigkeit auf,
Salbei/ Limettenöl stoppt die Transpiration,
Teebaumöl verhindert das Einsiedeln von Pilzen oder Bakterien
und das Natron neutralisiert Gerüche

Steinzeit No IV für IHN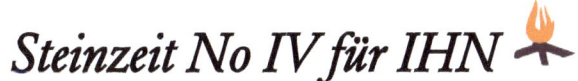

ZUTATEN:

220g Kokosöl
55g Sheabutter
220g Back Soda
30 Tropfen ätherische Öle Deiner Wahl (siehe PaleoMIX TIPP)

ZUBEREITUNG:

1. Kokosöl und Sheabutter in den Mixtopf geben und **5:00 Minuten/ 50° / Stufe 1,5** erwärmen

2. Back Soda und ätherische Öle hinzufügen und **30 Sekunden/ Stufe 4** vermischen.

3. Umfüllen in entsprechende Behälter (bspw. für Deodorants)

PALEOMIX TIPP:

15 Tropfen Thieves und 15 Tropfen Idaho Blau-Fichte

Beißer Putzer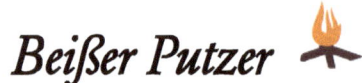

Für sichtbar weißere Zähne mischt man Kurkuma mit Kokosöl. Bereits nach wenigen Tagen sind Erfolge sichtbar.

ZUTATEN:

30g Kokosöl
20g Curkuma
5g schwarzer Pfeffer (gemahlen)

ZUBEREITUNG:

1. Kokosöl in den Mixtopf geben und **2:00 Minuten/ 40° /Stufe 1** erhitzen

2. Curcuma und Pfeffer hinzugeben und **10 Sekunden/ Stufe 2** vermischen

3. in ein Schraubdeckelgläschen umfüllen

4. Diese Mischung ist ca. 14 Tage haltbar

Willst Du eine weichere Konsistenz haben, gib einfach in die noch warme, flüssige Masse etwas Mandelöl und vermisch das ganze noch einmal **10 Sekunden/ Stufe 2**.

PALEOMIX INFO:

Curcuma ist eine der bedeutendsten Heilpflanzen. Curcuma wird außerdem erfolgreich bei verschiedensten Krankheiten eingesetzt. Piperin, der Hauptwirkstoff des schwarzen Pfeffers, steigert die Aufnahme von Curcuma um ein vielfaches! Eine sehr lange Haltbarkeit kann gewährleistet werden, wenn die Zahncreme nur

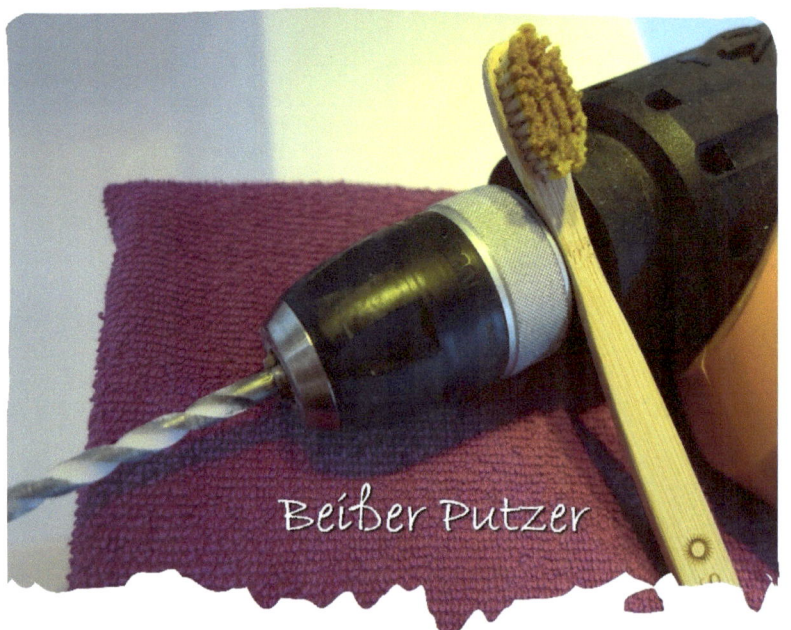

mit einem Spatel aus dem Behältnis genommen wird.

Männersterben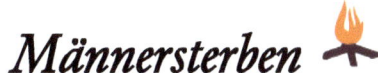

Deine Nase ist verstopft, Deine Brust ist schwer, Dein Hals ist rau? Du hast schon wieder die Haare kalt abgespült??!

Nichts ist schlimmer als eine schwere Männergrippe. Normalerweise kann ein einfaches Heilmittel helfen - heißes Wasser mit Zitrone und Honig.

Doch bei einer Männergrippe ist es damit (oft) nicht getan. **Wir brauchen mehr Power:**

ZUTATEN:

150g Wasser (heiß, wenn Du zu schwach bist das Wasser zu erhitzen, ist es auch kalt möglich)
1/3 TL Himalaja- Salz
1/3 Zimt
1/3 TL Cayennepfeffer
2/3 TL geriebener Ingwer
35g Zitronen Saft
15g Honig
1/3 TL Ginseng Pulver

ZUBEREITUNG:

1. Wiege alle Zutaten in den Mixtopf und verrühren alles **10 Sekunden/ Stufe 6**
2. Fülle den Inhalt in ein Glas oder Becher und trinke es aus.

Die Würze und die Hitze bekämpfen den Schleim, während der Honig Deine Kehle schützend ummantelt, und die anderen Zutaten dem Immunsystem wieder aufhelfen.

Ich liebe dieses Getränk heiß, wenn ich krank bin oder mir kalt (vom Haare waschen) ist oder wenn ich einfach eine „Mini Entgiftung" brauche!

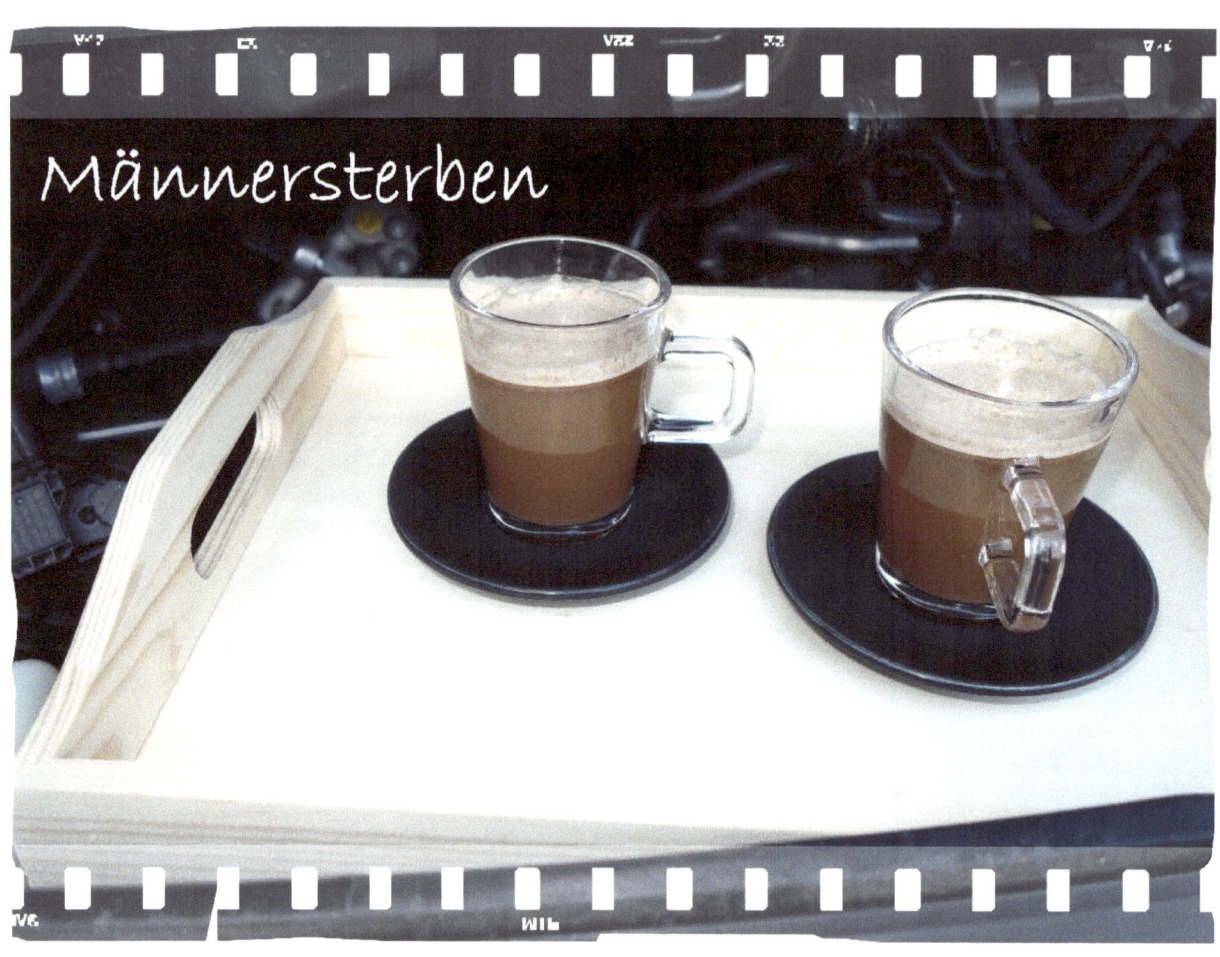

Gesichtscreme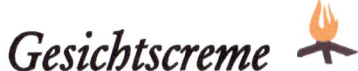

Ich liebe selbst gemachte Cremes! Diese hier zieht schnell genug ein, dass man sie als Tagescreme nutzen kann, ist aber so reichhaltig, dass man sie auch nachts prima nehmen kann.

ZUTATEN:

100g Rosenöl

5g geriebenes Bienenwachs oder Carnaubawachs

5g Vitamin E

100g Aloe-Vera-Gel

opt 1 TL Karottenöl

ZUBEREITUNG:

1. Gib Bienenwachs und Rosenöl in den Mixtopf, für **6:00 Minuten/ 65° /Stufe 1,5** erhitzen

2. Karottenöl, Vitamin E und Aloe- Vera- Gel hinzugeben und **10 Sekunden/ Stufe 3** vermischen.

3. In passende Behältnisse füllen und verschließen.

PALEOMIX TIPP:

Wer einen leichten Bräunungseffekt erzielen möchte oder mit fleckiger Haut zu tun hat, dem empfehle ich als Extrazutat noch das Karottenöl.

PALEOMIX INFO:

Diese Creme hält sich gut 6 Monate.

Plagegeist

Herkömmlicher Insektenschutz ist teuer, stinkig, klebrig und vor allem extrem toxisch. Wer im Sommer vor lauter Stichen häufig aussieht wie ein Streuselkuchen, für den ist das folgende Rezept genau das richtige – selbst gemachter Mückenschutz ohne Risiko.

ZUTATEN:

325g Apfelessig
je 5g folgender getrockneter Kräuter: Rosmarin, Salbei, Pfefferminz, Lavendel, Thymian
2 Nelken
1/2 Zimtstange
Schale von 1 unbehandelten Biozitrone
ein großes Glas
eine Sprühflasche (z.B. eine nachfüllbare Deoflasche)

ZUBEREITUNG:

1. Alle Zutaten in den Mixtopf geben und **20 Sekunden/ Linkslauf aktiviert/ Stufe 3** vermischen

2. Diese Mischung gibst Du nun in ein großes verschließbares Glas und lässt es 3 Wochen durchziehen.

3. Anschließend die Gewürze durch ein Küchentuch abseihen.

4. Die abgesiebte Flüssigkeit 1:1 mit abgekochtem Wasser verdünnt in eine Sprühflasche geben. Der Essiggeruch verflüchtigt sich recht schnell nach dem Auftragen.

PALEOMIX INFO:

Dieses Gemisch schützt zuverlässig vor Zecken und Mücken.

PEELINGS

Vor allem die Erneuerung der Haut wird durch Peelings unterstützt. Sie sind sehr einfache und effektive Mittel für die Körperpflege. Ein ordentliches Peeling entfernt abgestorbene Hautzellen, regt die Durchblutung an und kann mit verschiedenen Inhaltsstoffen die Haut zusätzlich pflegen.

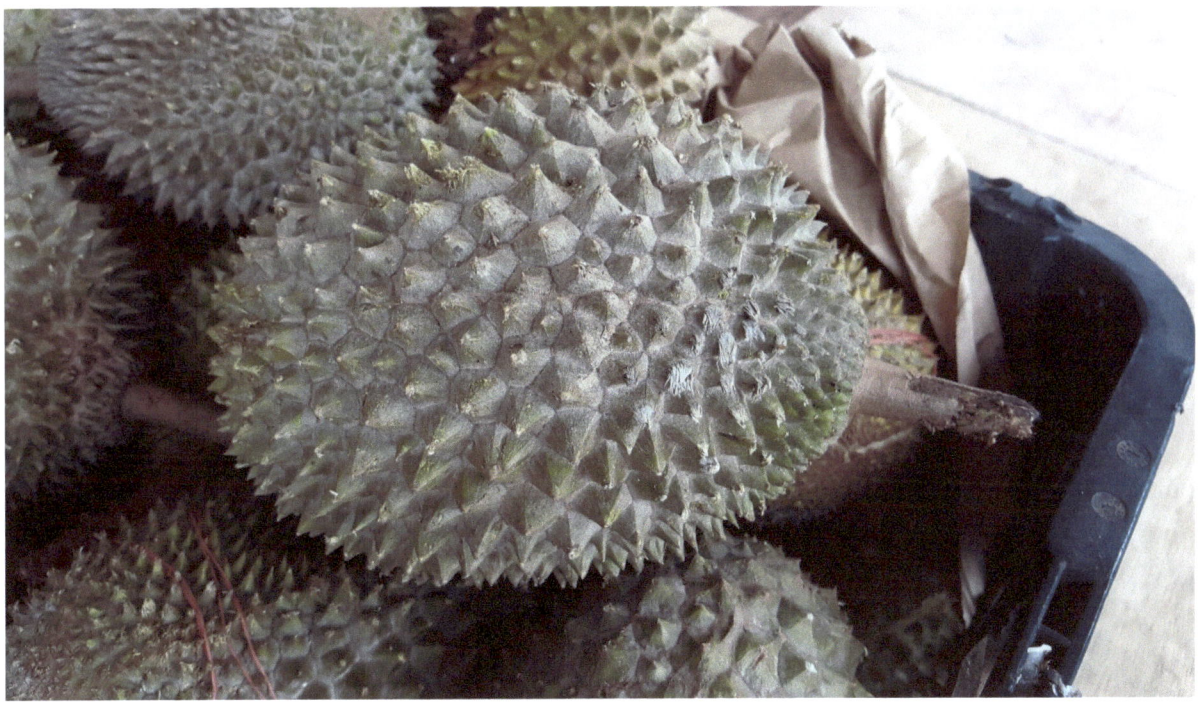

Unsere Haut bildet immer wieder neue Zellen und erneuert sich ungefähr alle vier Wochen. Poren können durch abgestorbene Hautschuppen verstopfen und das kann zu Verhornungen führen. Mit einem Peeling entfernst Du sanft alte Hautschuppen und gibst den darunter liegenden, jungen Zellen Luft zum Atmen.

PALEOMIX TIPP FÜR DIE ANWENDUNG ALLER PEELINGREZEPTE :

Wenn Du ein Peeling verwendest, achte bitte darauf, dass kein Wasser in das Glas kommt. Vorsicht bei offenen Hautstellen – durch das Salz kann es ganz schön brennen wenn etwas in die offenen Stellen kommt.

Wenn Du ein Peeling in der Badewanne oder der Dusche verwendest, ist die Badewanne oder der Boden der Dusche danach sehr rutschig. Bitte spare bei der Anwendung die Augenpartie aus. Oder Dir bleibt nichts anderes übrig als flehend nach einem Handtuch zu rufen.

Eine sehr lange Haltbarkeit kann gewährleistet werden, wenn die Peelings nur mit einem Spatel aus dem Behältnis genommen werden.

„Oma's Liebling" Peeling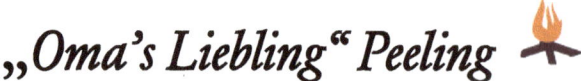

ZUTATEN:

1 Zweig Rosmarin
30g Honig
40g Mandel-/ oder Olivenöl
80g grobkörniges Meersalz
100g feinkörniges Salz

ZUBEREITUNG

1. Den Rosmarin waschen in den Mixtopf geben und **10 Sekunden/ Stufe 10** mahlen, somit können die Aromen auch austreten

2. solltest Du kein feinkörniges Salz parat haben, dann nimm grobkörniges und gib es in den Mixtopf, mahle es **5 Sekunden/ Stufe 10**

3. gib nun alle restlichen Zutaten in den Mixtopf und vermische alles **10 Sekunden/ Linkslauf aktiviert/ Stufe 3**. Sollte das Peeling zu zäh werden, gib bitte noch ein wenig Öl hinzu

4. Das Peeling in ein sauberes Schraubdeckelglas füllen.

Fresh Peeling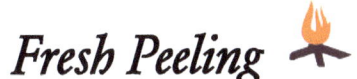

ZUTATEN:

1 Bio – Orange (unbehandelt)
1 Zweig Pfefferminze
90g Mandel-/ oder Olivenöl
100g grobkörniges Meersalz
80g feinkörniges Salz

ZUBEREITUNG:

1. solltest Du kein feinkörniges Salz parat haben, dann nimm grobkörniges und gib es in den Mixtopf, mahle es **5 Sekunden/ Stufe 10** – anschließend umfüllen

2. Die Orange schälen, die Schale in den Mixtopf geben und mit der gewaschenen Minze **5 Sekunden/ Stufe 8 zerkleinern**

3. Das grobe Salz und das Öl in den Mixtopf geben und **10 Sekunden/ Linkslauf aktiviert/ Stufe 3** so mischen dass eine homogene Masse entsteht

4. Das Peeling in ein sauberes Schraubdeckelglas geben.

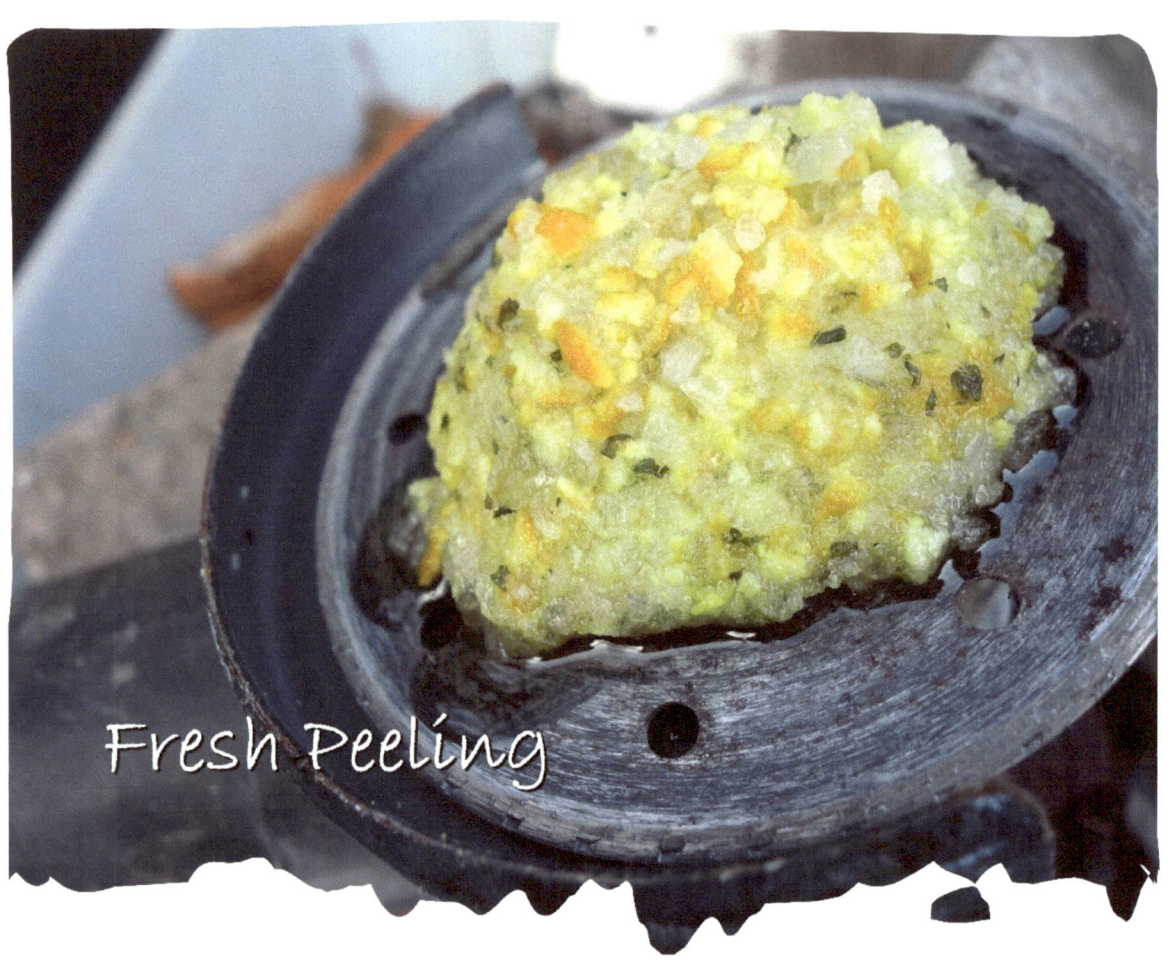

Fresh Peeling

Körper Peeling 🔥

Schließen möchte ich dieses Special mit dem Rezept, dass mich zu diesem Buch inspiriert hat.

ZUTATEN:

200 g Meersalz
90g Öl (z.B Mandelöl, Olivenöl..)
10 Tropfen Aromaöl
(verwende bitte hochwertige Öle, sonst besteht die Gefahr der Hautreizung)
1 Glas oder Gefäß Deiner Wahl

ZUBEREITUNG:

1. alle Zutaten in den Mixtopf geben und für **30 Sekunden/ Linkslauf aktiviert/ Stufe 3** vermischen

2. in ein Glas füllen.

PALEOMIX TIPP:

Wenn Du das Peeling verwendest, achte bitte darauf, dass kein Wasser in das Glas kommt. Vorsicht bei offenen Hautstellen – durch das Salz kann es ganz schön brennen wenn etwas in die offenen Stellen kommt.

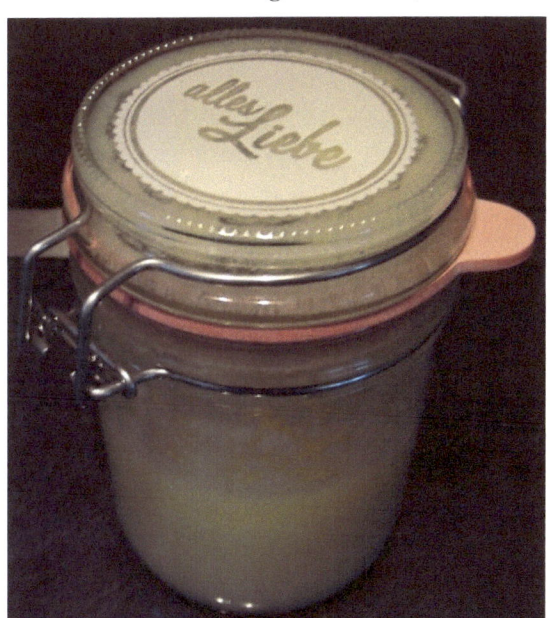

Wenn Du das Peeling in der Badewanne oder der Dusche verwendest, ist die Badewanne oder der Boden der Dusche danach sehr rutschig.

Bitte spare bei der Anwendung die Augenpartie aus.

Eine sehr lange Haltbarkeit kann gewährleistet werden, wenn die Peelings nur mit einem Spatel aus dem Behältnis genommen werden.

URHEBERRECHTSHINWEIS

COPYRIGHT

HAFTUNGSAUSSCHLUSS

ANHANG, RECHTLICHES UND IMPRESSUM

Gehlmann

Am Osterberg 1

31595 Steyerberg

Kontakt:

Webseite: www.paleomixx.de
E-Mail: **info@paleomix.de**

Verantwortlich für den Inhalt:

Gehlmann

Am Osterberg 1

31595 Steyerberg

info@paleomix.de

REZEPTINDEX

30 Tage Paleo mit dem Thermomix® (Farbversion)
ISBN-13: 978-1534744547   ISBN-10: 1534744541

30 Tage Paleo mit dem Thermomix® (schwarz/ weiß)
ISBN-13: 978-1530501779   ISBN-10: 1530501776

– Gesund, schlank und fit –

Sie wollen,

- ➔ Abnehmen und Ihr Gewicht halten, ganz ohne Jo- Jo Effekt,
- ➔ Gesund, schlank und fit sein,
- ➔ Genuss an qualitativ hochwertigen und zusatzfreien Lebensmitteln (glutenfrei, laktosefrei, frei von Industriezucker)
- ➔ Übergewicht, Autoimmunkrankheiten oder Nahrungsmittelunverträglichkeiten bekämpfen,
- ➔ Spaß und Freude am Kochen mit frischen Zutaten?

Informativ, anschaulich und praktisch ist dieses Buch der ideale Einstieg für alle, die sich mit Hilfe Ihres Thermomix® einfach, natürlich und gesund ernähren wollen.

Inklusive exklusivem Code für ein kostenloses E- Book.

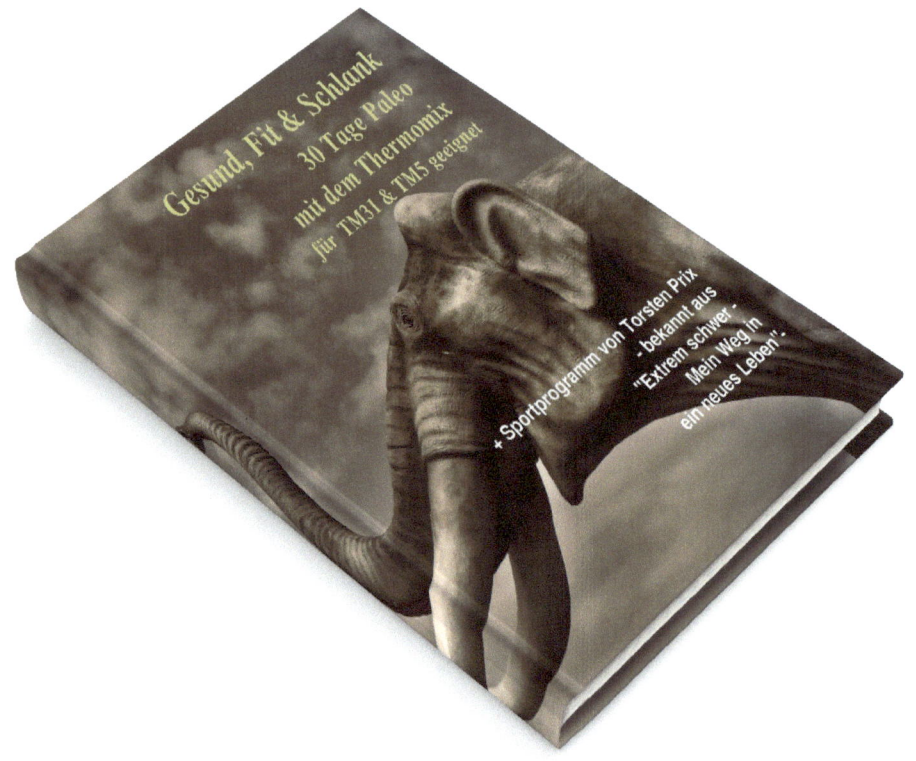

Smoothit! – Smoothies mit dem Thermomix
ISBN-13: 978-1523255511   ISBN-10: 152325551X

Smooth it! Smoothies mit der Modernen Küchenmaschine Einfach, schnell, gesund 30 Smoothierezepte frei von Zusätzen! Smoothies sind eine gute Möglichkeit, in den Tag zu starten. Sie können mit einem leckeren Smoothie auch Ihren Appetit zwischen den Mahlzeiten zügeln. Nebenbei werden Sie auch mit vielen fantastischen Nährstoffen, Antioxidantien und Ballaststoffen versorgt. Smoothies gibt es heute schon in jedem Supermarkt oder Kiosk… Doch nur wenn Sie Ihre Smoothies selber machen, wissen Sie was drin ist… Alle Rezepte sind geeignet für den TM5 und den TM31!

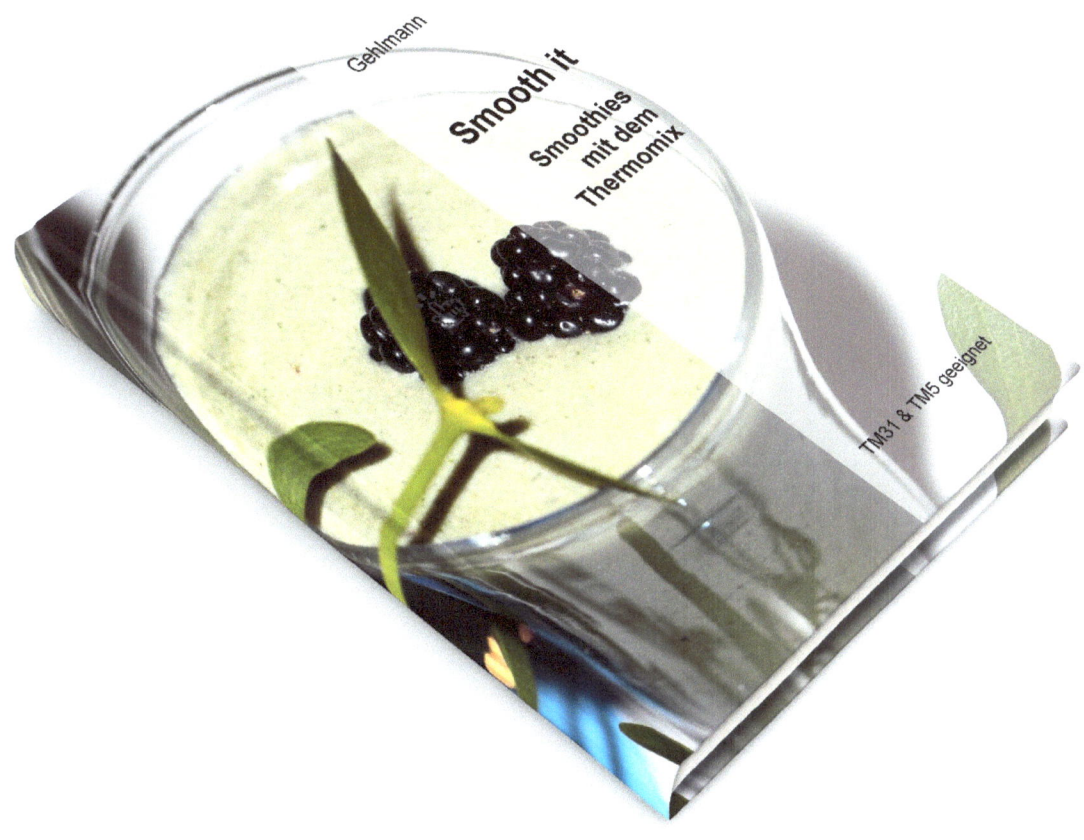

Guten Morgen! – Frühstück mit dem Thermomix
ISBN-13: 978-1517052829   ISBN-10: 1517052823

Über 60 leckere Rezepte von einfach bis außergewöhnlich Herzhafte Salate, leckere Aufstriche und glutenfreie Backwaren so wird das Frühstück zu einem gesunden Start in den Tag, das auch genug Kraft geben wird! •Dazu: Smoothies, laktosefreie Milchvariationen, Nuss - Müslivarianten und Aufstriche •Einfache Schritt-für-Schritt-Anleitungen, damit alles garantiert gelingt Alle Rezepte sind für die Zubereitung im TM 31 und im TM5 geeignet. Glutenfrei, zuckerfrei - frei von sämtlichen Zusatzstoffen! - Einfach natürlich, Einfach Paleo -

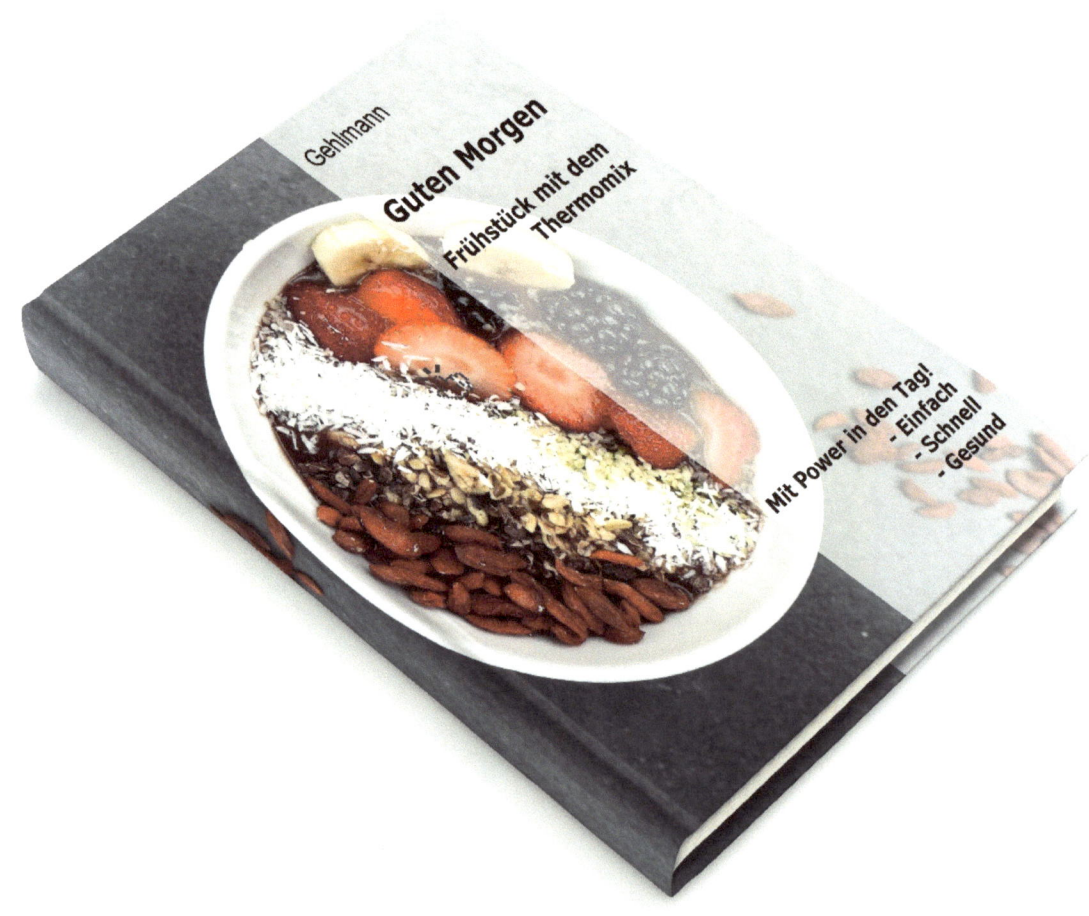

Feste Feiern! - mit dem Thermomix

ISBN-13: 978-1518833731   ISBN-10: 151883373X

Feste Feiern mit dem Thermomix® - 2. Auflage Dieses Buch beinhaltet nicht nur über 20 Backrezepte und Backideen, es bietet vielmehr über 50 Rezepte für Feste aller Art. Von Weihnachten über Ostern bis hin zur Hochzeit oder dem Geburtstag. "Feste Feiern mit dem Thermomix" bietet Rezepte für alle Anlässe Schritt für Schritt erklärt. Sämtliche Rezepte sind sowohl für den TM 31 als auch für den TM5 anwendbar. Übersicht der wichtigsten Kapitel: Backideen Festtagsgerichte Suppen Salate Hauptgerichte Desserts Menüvorschläge Geschenke aus dem Thermomix

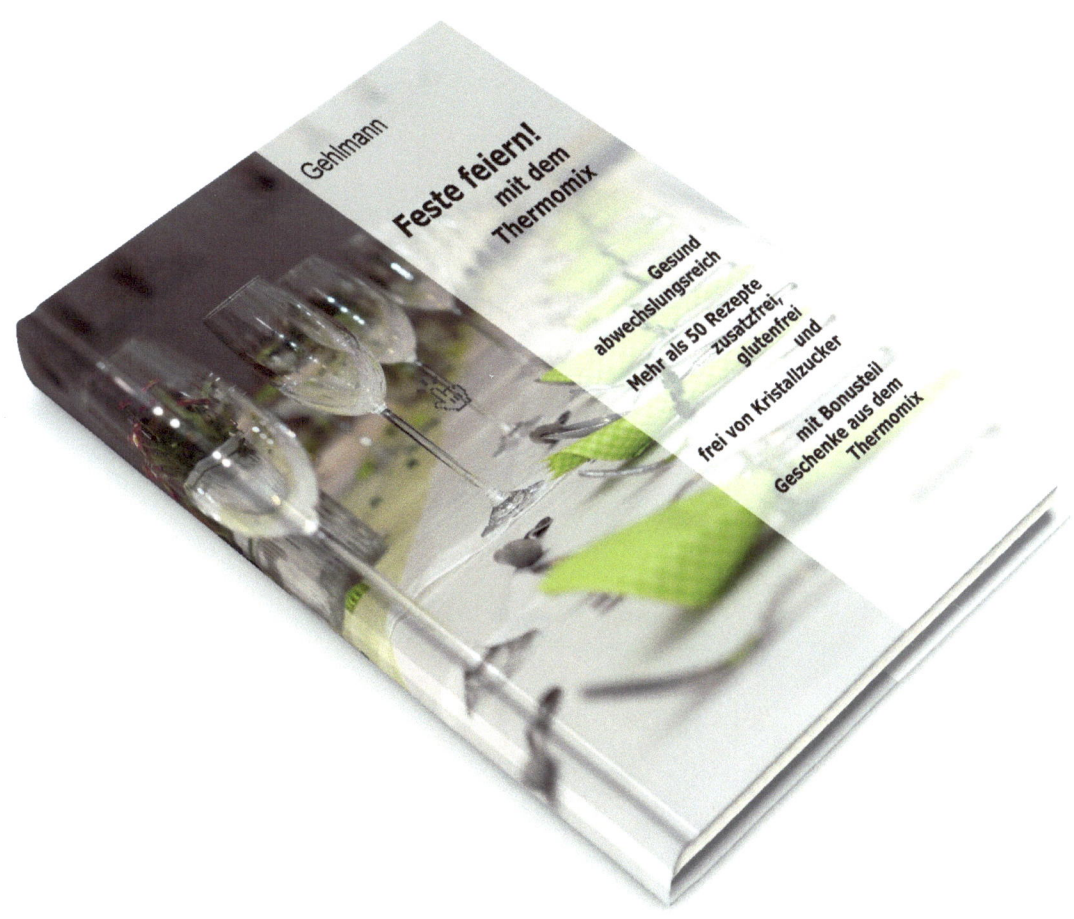

Mahlzeit – Mit Power durch den Tag

ISBN-13: 978-1518808913   ISBN-10: 1518808913

Mahlzeit – Hauptgerichte mit dem Thermomix® Dieses Buch beinhaltet eine umfangreiche Rezeptsammlung an zusatzfreien, glutenfreien, zuckerfreien Rezepten, mit denen Sie kraftvoll durch den Tag kommen. Alle Rezepte sind mit Schritt für Schritt Anleitungen versehen, so dass nichts mehr schief gehen kann. Sämtliche Rezepte sind sowohl für den TM 31 als auch für den TM5® anwendbar. Übersicht der wichtigsten Kapitel: Basics Fan Rezepte Salate (frisch, knackig und schnell zubereitet) Suppen und Eintöpfe Hauptgerichte mit Fisch Vegetarische Hauptgerichte Hauptgerichte mit Fleisch (Geflügel/ Rind/ Schwein) Würzige Pestovarianten Aufstriche, Dips und Saucen (von herzhaft bis süß)

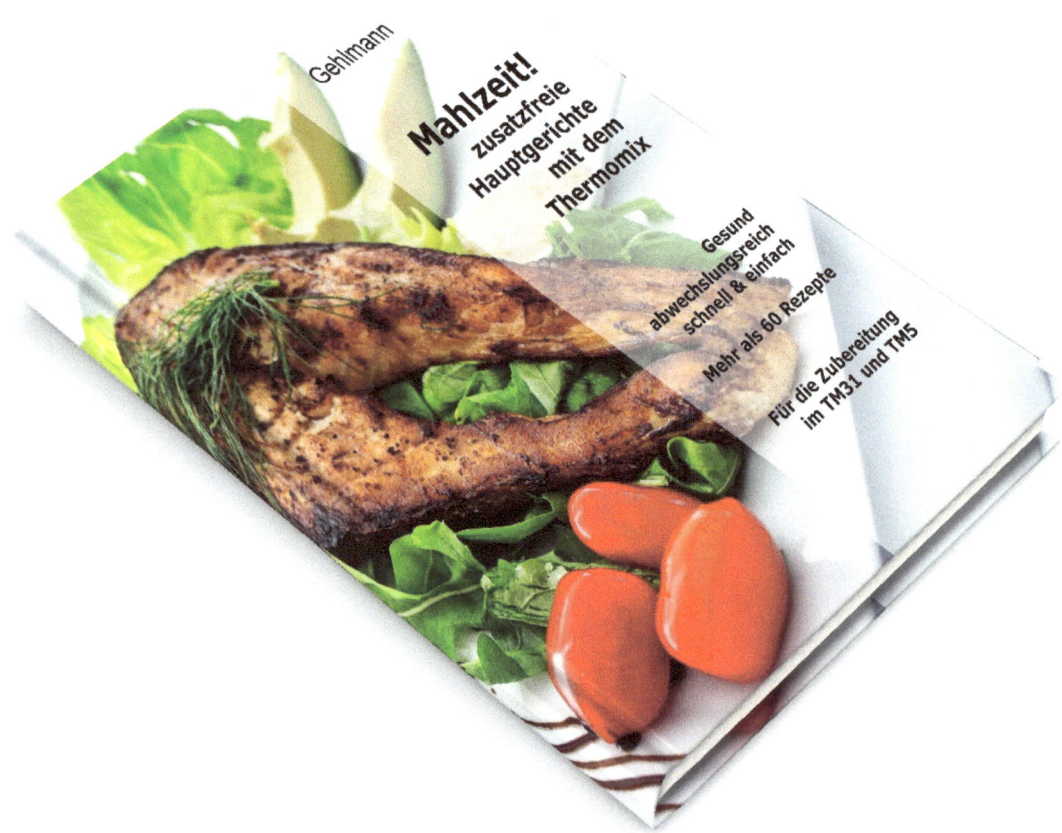

Paleo Sommerspecial – Sommerspass mit dem Thermomix (s/w)

ISBN-13: 978-1535321525   ISBN-10: 1535321520

Paleo Sommerspecial – Sommerspass mit dem Thermomix (Farbe)

ISBN-13: 978-1534744516   ISBN-10: 1534744517

Über 40 leckere Paleo - Rezepte von einfach bis außergewöhnlich. Die sowohl Männern als auch Frauen gut schmecken. Würzige Marinaden, leckere Salate und raffinierte Beilagen, so wird der gesellige Sommerabend zu einem kulinarischen Erlebnis. Das wird auch Ihre Gäste begeistern. •Dazu: Beilagen, Marinaden, Soßen und Dips •Einfache Schritt-für-Schritt-Anleitungen, damit alles garantiert gelingt •PLUS: Ein Kapitel mit Tipps rund ums Grillen Alle Rezepte sind für die Zubereitung im TM 31 und im TM5 geeignet. Glutenfrei - frei von sämtlichen Zusatzstoffen! Einfach natürlich, Einfach Paleo

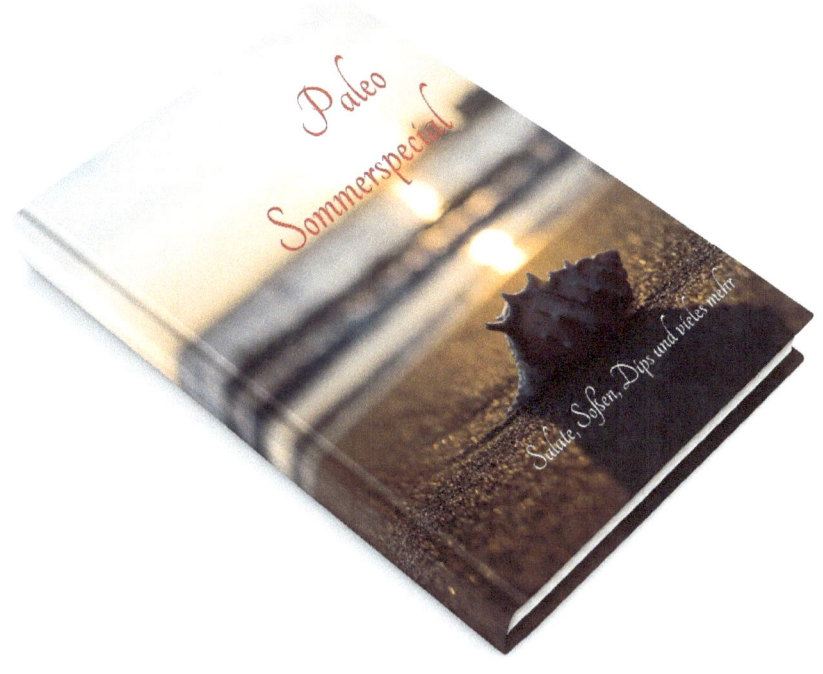

Naturkosmetik mit dem Thermomix®
ISBN-13: 978-1517571450   ISBN-10: 1517571456

Naturkosmetik mit der Modernen Küchenmaschine PaleoMIX Special 44 Rezepte mit interessanten Paleo Naturkosmetik-Rezept-Ideen für u.a.: • Gesichtsmasken • Peeling • Körperbutter • Haarpflege • Zahnpflege • Deo Alle Rezepte sind: • glutenfrei • laktosefrei • getreidefrei • zuckerfrei Sie wollen glatte Haut, nach Ihren Wünschen duftende Cremes, Zahncreme, die die Zähne natürlich weißer macht, Deo ohne Aluminium? Sie wollen Kosmetik, die KEINE chemischen Zusätze hat und absolut natürlich ist? Und ... last but not least... Ihren TM31 und Ihren TM5 zum wirklichen Allrounder machen? Dann ist dieses Buch ideal für Sie

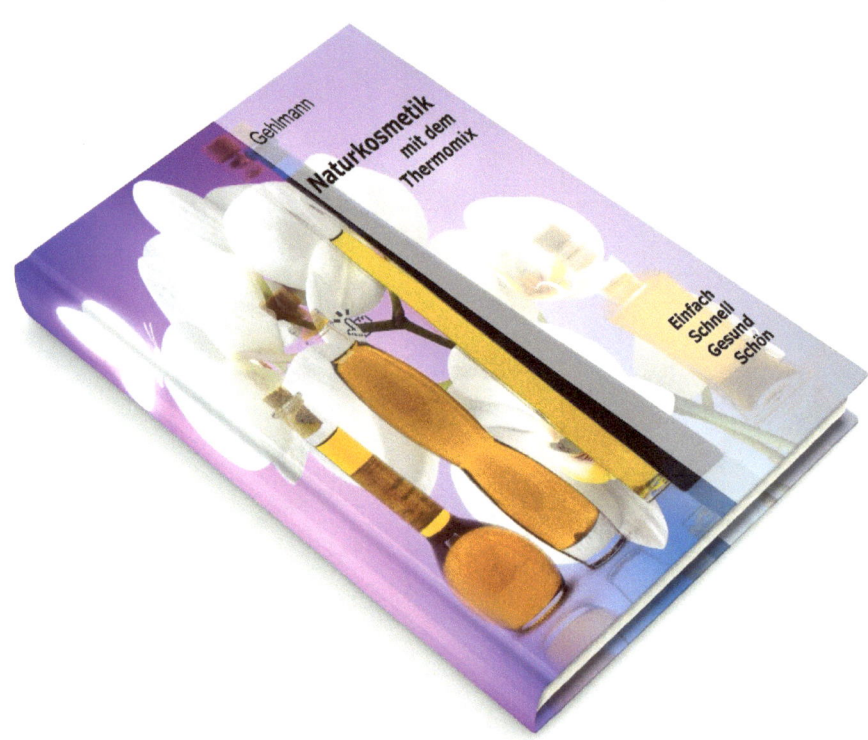

www.ingramcontent.com/pod-product-compliance
Lightning Source LLC
Chambersburg PA
CBHW041508280526

45792CB00004B/1183